Herzgesund leben

Ein Handbuch für Patientinnen und
Patienten mit Koronarer Herzkrankheit

Inhalt

1. So funktioniert das Herz
Eine reife Leistung 6

2. Die KHK und mögliche Folgen
Engpass im Herzkranzgefäß 10

Stabile Angina pectoris 12
Instabile Angina pectoris 14
Herzinfarkt 17
Arteriosklerose – was ist das eigentlich genau? 20
Herzrhythmusstörungen und Herzinsuffizienz 22
Gibt es den „Eva-Infarkt" wirklich? 24
AOK-Curaplan KHK: rundum bestens betreut 26

3. KHK-Risikofaktoren
Die gefährlichen Vier 28

Übergewicht 32
Bluthochdruck 34
Diabetes mellitus 36
Erektionsstörungen können KHK-Vorboten sein 38
Fettstoffwechselstörungen 40
Rauchen 41

4. Diagnostik der KHK
Einige Untersuchungen stehen an 44

Belastungs-EKG 47
Herzkatheteruntersuchung 50
AOK-Curaplan KHK: immer alles im Blick 52

5. Behandlung der KHK
Ein Puzzle mit mehreren Bausteinen

Diese Medikamente kommen bei einer KHK zum Einsatz 58
Fünf Medikamente und mehr sind keine Seltenheit.................... 64
Wenn Medikamente nicht ausreichen 70
AOK-Curaplan KHK: geprüft und für gut befunden.................... 72

6. Selbstmanagement
Sie können selbst viel für Ihr Herz tun

Ernährung... 77
Realistische Ziele setzen 82
In Bewegung bleiben... 85
Und was ist mit Sex? 86
Mit dem Rauchen aufhören 90
Öfter mal Nein sagen 93
Reisen mit KHK 96
AOK-Curaplan KHK: mit Rückenwind geschafft............. 98

7. Krankheitsbewältigung
Die Chance, neue Erfahrungen zu machen

Pläne verwirklichen, Neues entdecken............................. 106
Persönliche Checkliste... 108

Wichtige Fachausdrücke

Links, Adressen, Lesetipps

Stichwortverzeichnis

Ein Puzzle mit mehreren Bausteinen................................. 56
Sie können selbst viel für Ihr Herz tun 74
Die Chance, neue Erfahrungen zu machen 100
Wichtige Fachausdrücke 110
Links, Adressen, Lesetipps 116
Stichwortverzeichnis...119

Herzlich willkommen bei AOK-Curaplan!

Sie nehmen am Disease Management Programm der AOK für Menschen mit Koronarer Herzkrankheit (KHK) teil. Das ist eine sehr gute Entscheidung. Denn als Teilnehmer von AOK-Curaplan werden Sie rundum bestens betreut.

Die Diagnose KHK sorgt verständlicherweise erst einmal für Unsicherheit. Aber Sie werden sehen: Mit KHK können Sie gut leben. Es gibt heute Behandlungsmöglichkeiten, mit denen sich Ihr Herz sehr wirksam schützen lässt. Da Sie an AOK-Curaplan teilnehmen, können Sie sicher sein, dass Sie die nach aktuellen Erkenntnissen bestmögliche Therapie erhalten. Ärzte* sprechen in diesem Zusammenhang von evidenzbasierter Medizin. Damit ist gemeint, dass die angewendeten Therapien gut erprobt sind und sich bereits bei vielen Patienten bewährt haben. Sie haben in klinischen Studien ihre Wirksamkeit und Verträglichkeit unter Beweis gestellt, wobei im Idealfall Zeiträume von mehreren Jahren überblickt werden.

Sie selbst spielen als Patient beim Management Ihrer KHK eine wichtige Rolle. Chronische Erkrankungen wie die KHK erfordern immer die Mithilfe des Patienten. Sie und Ihr Arzt sind ein Team. Der Arzt spricht Empfehlungen aus und Sie setzen diese Empfehlungen um. Das betrifft die medikamentöse Behandlung ebenso wie einen gesunden Lebensstil. Mit gesundheitsbewusstem Verhalten lässt sich viel erreichen. In diesem Handbuch gibt es dazu viele praktische Tipps. Sie werden Ihnen helfen, einen individuellen Lebensstil zu finden, der Ihnen guttut und mit dem Sie sich wohlfühlen.

Es ist hilfreich, als Patient gut über die Koronare Herzkrankheit Bescheid zu wissen. Werden Sie Ihr eigener Gesundheitsexperte. Das sind beste Voraussetzungen für ein aktives, erfülltes Leben mit der Erkrankung!

Alles Gute wünscht
Ihre AOK

* Aus Gründen der besseren Lesbarkeit wird in diesem Buch die männliche Form verwendet. Gemeint sind in allen Fällen jedoch selbstverständlich immer alle Geschlechter.

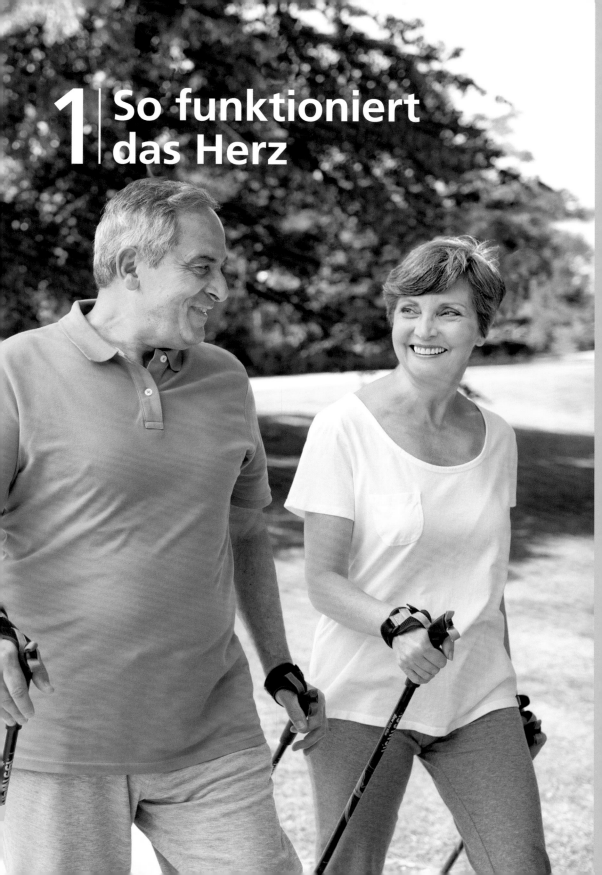

1 So funktioniert das Herz

So funktioniert das Herz

Eine reife Leistung

Das Herz ist ein ganz besonderes Organ. Der faustgroße Hohlmuskel pumpt sauerstoffreiches Blut bis in den hintersten Winkel unseres Körpers. Er zieht sich zusammen und erschlafft anschließend wieder – rund 100.000-mal am Tag – unermüdlich ein Leben lang. Das ist eine wirklich einzigartige Leistung, mit der kein technisch noch so ausgereifter Motor mithalten kann.

Taktgeber für den Herzschlag ist der sogenannte Sinusknoten, der sich in der Wand des rechten Herzvorhofs befindet. Der Sinusknoten besteht aus spezialisierten Herzmuskelzellen, die laufend elektrische Signale aussenden. Diese Signale lösen das rhythmische Zusammenziehen des Herzmuskels aus.

Vom Gehirn bis in die Zehenspitzen

Der Hohlmuskel des Herzens ist durch Scheidewände in insgesamt vier Kammern unterteilt. Jede Herzhälfte besteht aus einem Vorhof (Atrium) und einer Hauptkammer (Ventrikel). Bewegliche Herzklappen sorgen dafür, dass das Blut innerhalb dieses Kammersystems immer in dieselbe Richtung fließt.

Mit Sauerstoff angereichertes Blut gelangt über den linken Vorhof in die linke Kammer und wird von dort aus im ganzen Körper verteilt. Auf diese Weise werden alle Körperzellen vom Gehirn bis zu den Zehenspitzen mit Sauerstoff versorgt. Außerdem nimmt das Blut in den Geweben Abfallstoffe auf und liefert diese bei den zuständigen Entsorgungsstellen wie Leber und Lunge ab. Nachdem es einmal durch den ganzen Körper gekreist ist, gelangt das Blut über den rechten Vorhof in die rechte Kammer und wird in die Lunge gepumpt. Dort wird Kohlendioxid aus dem Blut

Der Blutfluss im Herz

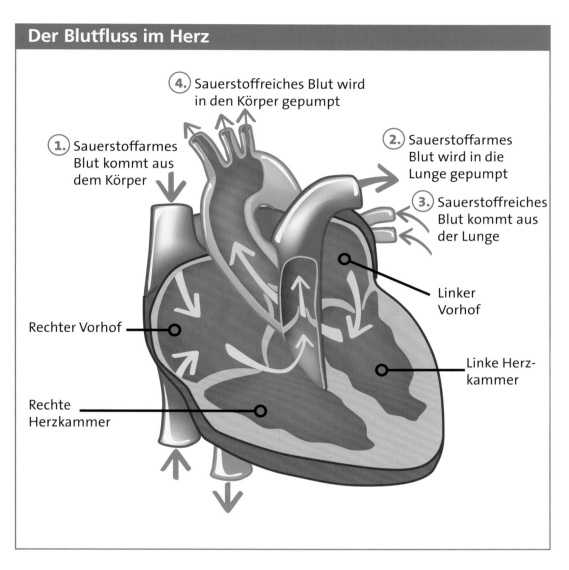

4. Sauerstoffreiches Blut wird in den Körper gepumpt

1. Sauerstoffarmes Blut kommt aus dem Körper

2. Sauerstoffarmes Blut wird in die Lunge gepumpt

3. Sauerstoffreiches Blut kommt aus der Lunge

Linker Vorhof

Rechter Vorhof

Linke Herz-kammer

Rechte Herzkammer

entfernt und über die Lunge ausgeatmet. Gleichzeitig nimmt das Blut Sauerstoff auf und der Kreislauf beginnt aufs Neue.

Das Rohrsystem, in dem das Blut durch den Körper zirkuliert, besteht aus zwei verschiedenen Blutgefäß-Typen: den Arterien und den Venen. Der Transport des sauerstoffreichen Blutes erfolgt in den Arterien, der Rückweg des Blutes zum Herzen in den Venen. Über feinste Verästelungen (Kapillaren) sind Arterien und Venen miteinander „verdrahtet". Überall im Körper gibt es Kapillarnetze, über die der Stoffaustausch zwischen Blut und Geweben erfolgt: Sauerstoff und Nährstoffe werden angeliefert, Abfallstoffe werden ins Blut aufgenommen und abtransportiert.

Ein Kranz von Blutgefäßen

Jede einzelne Körperzelle braucht Sauerstoff, um funktionieren zu können. Mithilfe von Sauerstoff gewinnen die Zellen aus energiereichen Trägerstoffen Energie. Ohne Sauerstoff würden alle Vorgänge in unserem Körper zum Erliegen kommen: Wir könnten nicht denken, wir könnten uns nicht von der Stelle bewegen – und unser Herz würde aufhören zu schlagen. Denn natürlich verbraucht auch das Herz selbst jede Menge Energie bei seinem lebenswichtigen Job.

Über ein verästeltes System von Blutgefäßen wird das Herz mit Sauerstoff versorgt. Diese Blutgefäße umgeben das Herz wie einen Kranz und werden deshalb als Herzkranzgefäße oder Koronargefäße bezeichnet. Die Gefäße, in denen sauerstoffreiches Blut angeliefert wird, heißen Koronararterien. Es gibt zwei Hauptäste, die sich immer weiter verzweigen und in haarfeinen Äderchen auslaufen. Aus diesen Kapillaren entnehmen die Herzmuskelzellen den benötigten Sauerstoff.

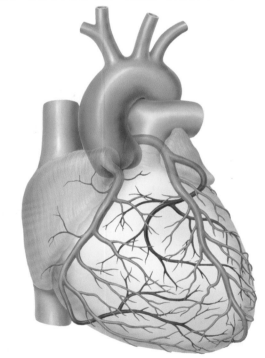

Die Koronararterien

Koronararterien (lateinisch corona = Kranz) sind kranzartige, verästelte Blutgefäße. Sie versorgen das Herz mit Sauerstoff.

2 | Die KHK und mögliche Folgen

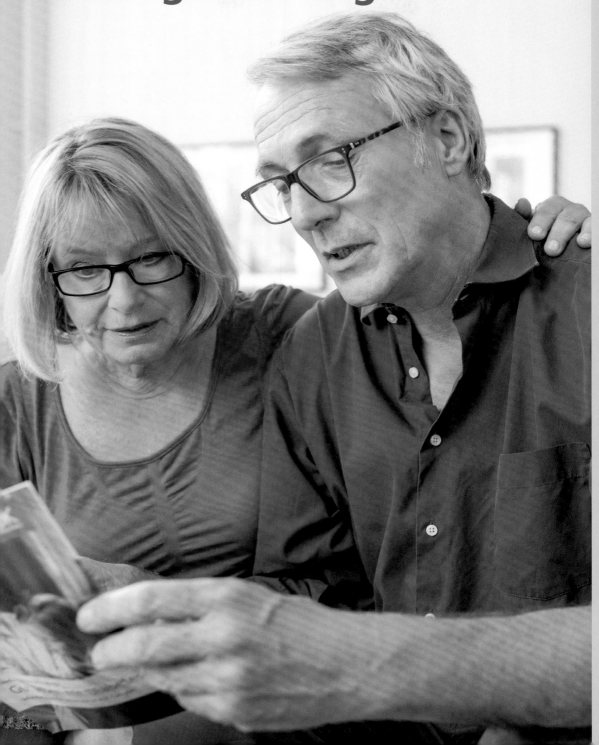

Die KHK und mögliche Folgen

Engpass im Herzkranzgefäß

Bei der Koronaren Herzkrankheit (KHK) wird das Herz nicht ausreichend mit Sauerstoff versorgt. Schuld sind Engpässe in den Herzkranzgefäßen, die durch Wandveränderungen (Arteriosklerose) zustande kommen. Je nachdem, wie eng es wird, sind die Beschwerden mehr oder weniger ausgeprägt.

Sauerstoffmangel macht dem Herzen natürlich zu schaffen. Wenn die Pumpe reibungslos funktionieren soll, braucht sie Energie. Und für die Energiegewinnung ist Sauerstoff erforderlich. Wenn die Sauerstoffversorgung des Herzens eine kritische Schwelle unterschreitet, schlägt das Herz Alarm. Denn nichts anderes ist der für die KHK typische Angina-pectoris-Schmerz: So unangenehm dieser Schmerz auch ist, eigentlich ist er ein sinnvolles und nützliches Warnzeichen.

Bleibt der Schmerz aus, wird es gefährlich. Es gibt Patienten, bei denen die Koronare Herzkrankheit stumm – ohne Beschwerden – verläuft. Gemeint sind nicht beschwerdefreie KHK-Patienten in einem frühen Erkrankungsstadium. Die Rede ist vielmehr von Patienten, die trotz ausgeprägter Arteriosklerose der Herzkranzgefäße keine Angina-pectoris-Schmerzen haben. Im EKG dieser Patienten finden sich Zeichen einer erheblichen Minderdurchblutung (Ischämie) des Herzens, und trotzdem spüren die Patienten nichts. Ohne jede Vorwarnung – scheinbar aus heiterem Himmel – können Menschen mit einer derart gestörten Ischämiewahrnehmung einen tödlichen Herzinfarkt erleiden. Besonders bei Menschen mit Diabetes kommen solche stummen Ischämien vor.

Typische Schmerzzonen der Angina pectoris

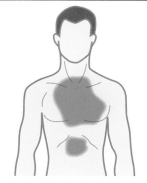 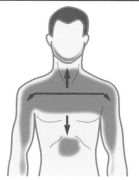 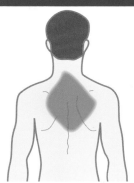

Schmerzen treten meist im Brustraum auf und können über den Hals bis in den Unterkiefer und die Zähne sowie in den Oberbauch ausstrahlen, ebenso in die Arme und den Nacken bis hinein in den Bereich zwischen den Schulterblättern.

Nützliches Warnzeichen

Das soll Ihnen keine Angst machen. Das soll Ihnen klarmachen, wie sinnvoll und nützlich diese Warnzeichen sind, zu denen neben Schmerz und Engegefühl auch Luftnot gehört. Die Schmerzen helfen Ihnen, zu erkennen, ob Sie Ihre Erkrankung gut im Griff haben. Treten trotz Behandlung weiterhin Beschwerden auf, muss eventuell noch etwas nachgelegt werden.

Wörtlich übersetzt bedeutet Angina pectoris Brustenge. Und genau so fühlen sich diese Schmerzen an: Die Betroffenen haben das Gefühl, als werde ihr Brustkorb zugeschnürt. Viele beschreiben auch einen großen Druck oder ein heftiges Reißen in der Herzgegend. Die Schmerzen können dumpf oder auch brennend sein und in andere Regionen – bis in den Unterkiefer zum Beispiel oder in den linken Arm – ausstrahlen. Es sind ähnliche Schmerzen wie bei einem Herzinfarkt. Nur sind sie weniger stark und nicht mit Vernichtungsgefühlen verknüpft. Das zeigt, wie genau und unmissverständlich das körpereigene Warnsystem in der Regel die jeweilige Gefahrenlage widerspiegelt. Es gibt allerdings auch untypische Angina-pectoris-Beschwerden wie

Magenschmerzen, bei denen man nicht gleich darauf kommen würde, dass eine schlechte Sauerstoffversorgung des Herzens dahintersteckt.

Stabile Angina pectoris
Beschwerden, wenn die Pumpe hochtourig läuft

Die Arteriosklerose der Herzkranzgefäße kann schon längere Zeit im Verborgenen vor sich „hinschwelen", bevor sich eine Koronare Herzkrankheit mit Beschwerden bemerkbar macht. (→ Siehe auch Seite 20: „Arteriosklerose – was ist das eigentlich genau?") Zunächst sind nur einzelne Gefäßabschnitte betroffen, im Laufe der Zeit schreiten die Veränderungen der Gefäßwände aber fort. Strömungshindernisse und Engstellen nehmen zu. In der Folge wächst das Risiko, dass das Herz nicht ausreichend mit Sauerstoff versorgt wird. Und damit steigt das Risiko von Angina-pectoris-Anfällen.

Auslöser: Treppensteigen, Stress und üppiges Essen
Zum ersten Mal sind Ihre Angina-pectoris-Beschwerden wahrscheinlich bei körperlicher Anstrengung aufgetreten. Beim Treppensteigen vielleicht? Oder beim Fahrradfahren? Das wäre ganz typisch und ist leicht zu erklären: Bei körperlicher Anstrengung muss das Herz ein paar Schläge zulegen und braucht deshalb eine Extraportion Sauerstoff. Entspannt auf dem Sofa ist alles okay. Aber wenn man in den dritten Stock hinaufklettert oder kräftig in die Pedale tritt, dann kann ein bislang unbemerkter Engpass in einem Herzkranzgefäß auf einmal Angina-pectoris-Beschwerden hervorrufen.

Beschwerden bei körperlicher Anstrengung sind das Kennzeichen einer stabilen Angina pectoris. Aber auch seelischer Stress stellt für das Herz eine Belastung dar und kann einen Anfall auslösen. Dasselbe gilt für üppige Mahlzeiten: Wenn man viel gegessen

Einteilung der Schweregrade der stabilen Angina pectoris

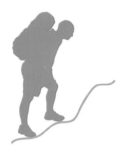 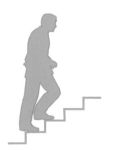 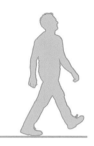 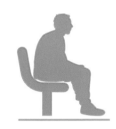

Schweregrad 1:

Angina-pectoris-Beschwerden nur bei außergewöhnlich starker körperlicher Anstrengung wie zum Beispiel bei langem Bergaufgehen

Schweregrad 2:

Angina-pectoris-Beschwerden bei anstrengenden Alltagstätigkeiten wie Treppensteigen über mehrere Etagen

Schweregrad 3:

Angina-pectoris-Beschwerden bereits bei normalem Gehen

Schweregrad 4:

Angina-pectoris-Beschwerden können auch in Ruhe auftreten, also wenn man ruhig sitzt oder liegt. Körperliche Alltagstätigkeiten sind ohne Beschwerden kaum möglich.

hat, müssen nämlich große Mengen Blut in den Magen-Darm-Trakt gepumpt werden, damit das Nährstoffangebot auch verarbeitet werden kann.

Und noch etwas ist typisch für die stabile Angina pectoris als häufigste Form der KHK: Mit speziellen Medikamenten wie Nitrosprays lassen sich auftretende Angina-pectoris-Anfälle gut in den Griff bekommen. Das Nitroglycerin flutet schnell an und führt zu einer Erweiterung der Herzkranzgefäße. Das Herz bekommt jetzt mehr Sauerstoff und die Beschwerden hören innerhalb weniger Minuten auf. Auch wenn man sich hinsetzt und in den Ruhemodus schaltet, lassen die Symptome einer stabilen Angina pectoris rasch nach.

Plaque mit Schutzkappe

Bei einer stabilen Angina pectoris ist die Situation im Inneren Ihrer Herzkranzgefäße relativ stabil. Befund und Beschwerdebild passen also gut zusammen: Die atherosklerotischen Plaques – entzündete Wundherde an den Gefäßinnenwänden – sind mit einer schützenden Verschlusskappe bedeckt. Zwar ist der betroffene Gefäßabschnitt verdickt und stellt ein Hindernis für den Blutfluss dar, weshalb Angina-pectoris-Beschwerden auftreten können. Sonstige Störeinflüsse, die von einer atherosklerotischen Plaque ausgehen können, werden aber durch die Kappe abgemildert. Im entzündeten Plaquegewebe werden laufend Botenstoffe produziert, die Zellen und andere Blutbestandteile anlocken. Das heizt den Krankheitsprozess auf und kann die Beschwerden verschlimmern. Durch die dicke Kappe werden die Botenstoffe weitgehend unter Verschluss gehalten. Deshalb ist das Beschwerdebild relativ stabil.

Instabile Angina pectoris
Beschwerden schon im Ruhemodus

Anders sieht es bei der instabilen Angina pectoris aus. In diesem Fall treten die anfallsartigen Angina-pectoris-Beschwerden schon in Ruhe auf. Man sitzt vielleicht ganz entspannt im Sessel und liest Zeitung. Da macht sich das Herz plötzlich mit Schmerzen bemerkbar, als würde der Brustkorb eingeschnürt. Im Unterschied zur stabilen Angina pectoris ist der Spuk auch nicht nach einigen Minuten wieder vorbei. Selbst ein Nitrospray oder eine Nitro-Zerbeißkapsel, die innerhalb von Minuten die Herzkranzgefäße erweitern, können die Beschwerden nicht zum Verschwinden bringen.

Schlimmer als früher

Von einer instabilen Angina pectoris ist immer dann auszugehen, wenn sich die Beschwerden einer KHK deutlich verschlimmern. Die Ruheangina, bei der die Beschwerden früher ausschließlich beim Sport, jetzt aber auch in Ruhe auftreten, ist nur ein Beispiel.

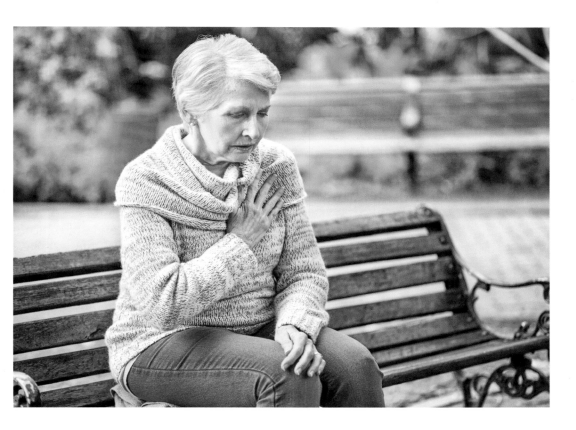

Jede Zunahme der Beschwerden im Vergleich zu früher – längere Anfälle, mehr Anfälle, stärkere Schmerzen – können Zeichen einer instabilen Angina pectoris sein. Ein Zeichen dafür, dass die KHK aus einem gut kontrollierten, stabilen Stadium in ein schwer kontrollierbares, instabiles Stadium übergegangen ist. Auch ganz neu auftretende Angina-pectoris-Beschwerden sind ein Warnsignal, das auf Turbulenzen in den Herzkranzgefäßen hindeutet.

Plaque liegt frei

Was genau ist passiert? Bei einer instabilen Angina pectoris hat sich eine instabile atherosklerotische Plaque gebildet, die nur von einer hauchdünnen Kappe bedeckt ist. Diese Kappe kann sehr leicht reißen. Bei einer solchen Plaqueruptur werden jede Menge Botenstoffe freigesetzt, die „falsche" Signale aussenden und das Krankheitsgeschehen ankurbeln. Sie locken Blutzellen an, die an

Eine Instabile Angina pectoris kann schon im Ruhezustand auftreten – mit Schmerzen, als wäre der Brustkorb eingeschnürt. Sie gehen nicht gleich wieder vorüber

Prinzmetal-Angina

Kein Engpass, sondern ein Krampf

Täuschend ähnlich wie bei einer klassischen Ruheangina können die Beschwerden bei einer Prinzmetal-Angina sein, einer seltenen Sonderform der Angina pectoris. Auch bei der Prinzmetal-Angina, die ihren ungewöhnlichen Namen zu Ehren ihres Entdeckers trägt, treten die Angina-pectoris-Anfälle in Ruhe auf. Gehäuft überfallen sie die Patienten frühmorgens im Bett. Die Prinzmetal-Angina hat aber eine ganz andere Ursache: In diesem Fall kommt es zu einer Mangelversorgung des Herzens mit Sauerstoff, weil sich ein Herzkranzgefäß krampfartig zusammenzieht. Durch den Krampf der Gefäßmuskulatur wird die Blutzufuhr zum Herzen kurzzeitig oder auch länger unterbrochen. Im schlimmsten Fall kann ein Herzinfarkt die Folge sein. Wodurch genau die Krämpfe der Herzkranzgefäße ausgelöst werden, ist unklar. Auffällig ist das relativ junge Erkrankungsalter, das meist zwischen 30 bis 40 Jahren liegt. Rauchen scheint ein Risikofaktor zu sein.

der verletzten Stelle in die Gefäßwand eindringen. Andere Botenstoffe bringen Blutplättchen dazu, sich zu größeren Zellverbänden zusammenzuschließen. Es bilden sich Blutgerinnsel. Bleibt ein solches Gerinnsel an der verletzten Gefäßwand hängen, kann es richtig eng und damit brenzlig werden: Die Sauerstoffversorgung des Herzens sinkt weiter ab, und das löst die verstärkten Beschwerden aus.

Das Herzinfarktrisiko ist in dieser Situation massiv erhöht: Von einem Blutgerinnsel, das den Durchfluss behindert, zu einem Blutgerinnsel, das zu einem kompletten Gefäßverschluss führt, ist es nur ein kleiner Schritt. Die instabile Angina pectoris ist sozusagen der letzte Warnschuss vor einem Herzinfarkt und stellt eine Notfallsituation dar, in der sofort gehandelt werden muss. Rufen Sie deshalb bei Verdacht auf eine instabile Angina pectoris den Notarzt, damit Ihnen schnellstmöglich geholfen wird!

Herzinfarkt

Ein Koronargefäß macht dicht

Die gute Nachricht gleich zu Beginn: Die Zahl der Todesfälle, die sich pro Jahr infolge Herzinfarkt ereignen, hat sich in den letzten drei Jahrzehnten in etwa halbiert. Während 1990 in Deutschland noch mehr als 85.000 Menschen an einem Herzinfarkt verstarben, waren es 2015 „nur noch" knapp 50.000. Dieser Erfolg ist allerdings nur bedingt ein Grund zur Freude. Die Rückläufigkeit der Herzinfarktzahlen dürfe nicht darüber hinwegtäuschen, dass jedes Jahr mehr als 220.000 Menschen an den Folgen einer Herzerkrankung versterben, so heißt es in einem Kommentar der Deutschen Herzstiftung. Auf das Konto der KHK gingen im Jahr 2015 insgesamt knapp 130.000 Todesfälle – mit wieder leicht steigender Tendenz in den letzten Jahren. Nach wie vor stehen KHK und Folgekrankheiten (Herzinfarkt, Herzrhythmusstörungen, Herzinsuffizienz, plötzlicher Herztod) ganz oben auf der Liste aller Todesursachen. Und es ist davon auszugehen, dass ein Großteil der KHK-bedingten Todesfälle vermeidbar wäre.

Ein Blutgerinnsel ist schuld

Der Herzinfarkt (Myokardinfarkt) steht am Ende einer langen Entwicklung. In der Regel hat die Arteriosklerose über Jahrzehnte hinweg im Verborgenen „gearbeitet" und zu Veränderungen an den Wänden der Herzkranzgefäße geführt. Engstellen haben die Versorgung des Herzens mit Sauerstoff zunehmend behindert. Und wenn sich dann noch ein Blutgerinnsel bildet und in einem wichtigen Versorgungsgefäß an einem Engpass stecken bleibt – dann kommt es zu einem akuten Herzinfarkt.

Das Ausmaß des Schadens hängt davon ab, wie lange der Pfropf aus verklumpten Blutplättchen die Sauerstoffzufuhr zum Herzen unterbricht. Gelingt es den Ärzten innerhalb von 90 Minuten, das Blutgerinnsel aufzulösen, stehen die Chancen gut, dass keine Schäden zurückbleiben. Leider wird diese Zeit aber häufig überschritten und es gehen Herzmuskelzellen unwiederbringlich

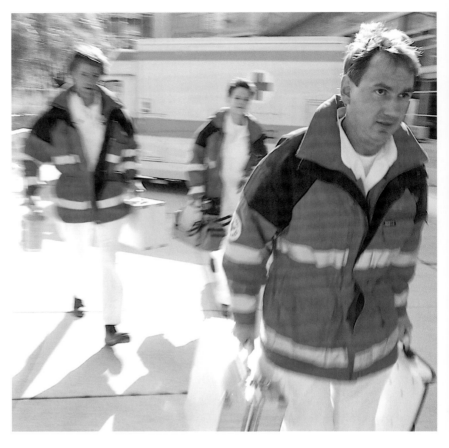

Bei einem aku-
ten Herzinfarkt
sollte sofort die
112 angerufen
werden

verloren. Abhängig davon, wie groß die Verluste sind, besteht die Gefahr, dass sich die Pumpleistung des Herzens verschlechtert. Auch die Bildung von Narbengewebe kann sich auf die Herzfunktion ungünstig auswirken.

Die Symptome beim akuten Herzinfarkt ähneln denen eines Angina-pectoris-Anfalls, sie sind jedoch weitaus heftiger und gehen beim klassischen Beschwerdebild mit Vernichtungsängsten einher. Bei welchen Symptomen der Verdacht auf einen akuten Herzinfarkt besteht, lesen Sie im Kapitel „Gibt es den ‚Eva-Infarkt‘ wirklich?" auf Seite 24.

Jede Minute zählt – wählen Sie die 112!

Auch wenn Sie sich nicht ganz sicher sind – scheuen Sie sich nicht, bei Verdacht auf einen akuten Herzinfarkt den Notarzt zu rufen. Wählen Sie umgehend die 112. Lieber einmal zu viel als einmal zu wenig. Vor allem am Wochenende oder in der Nacht zögern viele Menschen, den Rettungsdienst zu alarmieren. Zögern Sie nicht! Beim Herzinfarkt zählt jede Minute. Jede Minute, in der die Sauerstoffversorgung zum Herzen unterbrochen ist, sterben Herzmuskelzellen ab, und die Gefahr bleibender Schäden steigt. Das Zeitfenster ist sehr eng: Mehr als 90 Minuten sollten nicht vergehen, bis das verschlossene Gefäß wieder geöffnet wird. Also wählen Sie im Verdachtsfall die Notrufnummer 112. Sollte sich herausstellen, dass es

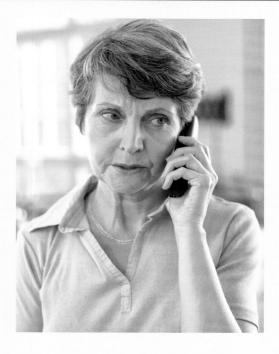

doch kein Herzinfarkt war – umso besser. Niemand wird Ihnen einen Vorwurf machen. Für Laien ist es wirklich nicht leicht, Infarktsymptome richtig zu deuten. Dafür sind Notärzte und Rettungssanitäter da!

Versuchen Sie, ruhig zu bleiben. Schildern Sie am Telefon Ihren Verdacht und geben Sie Ihren Namen, Ihre Adresse und Ihre Telefonnummer an. Legen Sie anschließend nicht gleich auf, sondern warten Sie, ob der Rettungsdienst noch Fragen hat. Dasselbe gilt natürlich, wenn ein Angehöriger oder ein Nachbar den Anruf für Sie übernimmt. Falls Sie allein sind, öffnen Sie dem Rettungsdienst nach dem Telefonat am besten schon mal die Tür. Und noch etwas: Fahren Sie auf keinen Fall selbst in die Klinik und lassen Sie sich auch nicht von einem Angehörigen dorthin bringen. Rufen Sie den Rettungsdienst. Der ist bestens ausgerüstet und kann gleich vor Ort mit der Notfallversorgung beginnen.

Minirisse, platzend

Im Volksmund wird die Arteriosklerose Arterienverkalkung genannt. Das jedoch ist nicht ganz zutreffend. Zwar spielen Kalkeinlagerungen bei der Arteriosklerose eine Rolle, aber das ist noch nicht alles.

Bei der Entstehung der Arteriosklerose spielt sich eine Art Kettenreaktion ab: Ein winziger Riss in der Gefäßinnenwand kann einen langwierigen Prozess in Gang setzen, der schließlich zu einem Engpass in dem betroffenen Blutgefäß führt. Rund um die Uhr rauscht das Blut durch unsere Gefäße. Kein Wunder, dass es bei einer so hohen Beanspruchung schon mal zu einer „Materialermüdung" kommen kann. Minirisse an den Gefäßwänden können die Folge sein. Bei zu hohem Blutdruck und unter dem Einfluss des Zigarettenrauchens treten solche Minirisse vermehrt auf. Zum Glück verfügt unser Körper über einen tüchtigen Reparaturbetrieb, der solche Schäden in der Regel schnell wieder in Ordnung bringt. Aber wie überall: Manchmal bleibt Arbeit liegen, und dann kann es passieren, dass ein kleiner Riss in der Gefäßwand Folgeschäden nach sich zieht.

Die Sache schaukelt sich auf

An der verletzten Stelle dringen Stoffe und Zellen in die Gefäßwand ein, die dort nicht hingehören. Vor allem Cholesterin sammelt sich in der obersten Wandschicht an. Schädlich für die Gefäße ist das LDL-Cholesterin, eine Transportform, in der das Fett im Blut unterwegs ist. Von diesen LDL-Teilchen sollten deshalb nicht zu viele im Blut herumtreiben. Der Einbau von Cholesterin in die Gefäßwände ruft Fresszellen (Makrophagen) auf den Plan, die sich den Fettstoff einverleiben und ihn eigentlich auf diesem Weg entsorgen sollen. Offenbar läuft jedoch bei der Müllbeseitigung etwas schief: Die mit LDL-Cholesterin beladenen Makrophagen verwandeln sich nämlich in Schaumzellen, die aufplatzen und ihren Inhalt entleeren. Das lockt weitere Makrophagen an und die Sache schaukelt sich auf. Außerdem setzen die platzenden Schaumzellen Stoffe frei, die zu Entzündungsreaktionen in dem betroffenen Gefäßabschnitt führen.

Entwicklungsstadien der Arteriosklerose

Gefäßwand

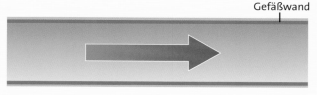

gesunde Arterie — normaler Blutfluss

Einlagerung von
Fetten, Kalk und
Zellbestandteilen =
Plaque

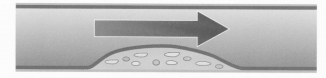

Blutfluss ist
noch normal

aufgebrochene
Plaque mit Thrombus
(Blutgerinnsel)

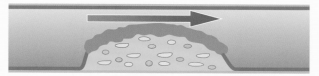

Blutfluss ist
eingeschränkt

akuter
Gefäßverschluss

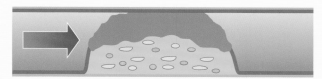

Blutfluss ist nicht
mehr möglich

Der Schaden weitet sich aus und es entsteht eine atherosklerotische Plaque – kaum auszusprechen, aber wichtig für das Verständ-
nis der KHK. Außer Cholesterin finden sich darin auch Einlagerun-
gen von Kalk. Diese haben den zusätzlichen negativen Effekt, dass
sie die Elastizität der Gefäßwände verringern. Und noch etwas kann
im Zuge der Arteriosklerose passieren: Blutplättchen (Thrombozyten), die für die Blutgerinnung im Fall einer Verletzung zuständig
sind, werden in erhöhte Alarmbereitschaft versetzt. In der Folge
neigen sie dazu, sich zu größeren Verbänden zusammenzuballen
(Thrombozytenaggregation). Solche Blutgerinnsel können leicht
an der aufgerauten Gefäßwand im Bereich einer atherosklerotischen Plaque hängenbleiben und das Blutgefäß im schlimmsten
Fall komplett verstopfen.

Herzrhythmusstörungen und Herzinsuffizienz

Wenn das Herz stolpert oder schwächelt

Der Herzinfarkt ist die bekannteste und wahrscheinlich meistgefürchtete Komplikation der Koronaren Herzkrankheit. Aber er ist leider nicht die einzige. Auch Herzrhythmusstörungen und Herzschwäche sind mögliche KHK-Folgen, die nicht zu unterschätzen sind.

Ein Herz, das chronisch unter einem gewissen Sauerstoffmangel leidet, kann irgendwann anfangen zu schwächeln. Die Pumpleistung nimmt ab. Es entwickelt sich eine chronische Herzinsuffizienz, die unbehandelt fortschreitet und im schlimmsten Fall lebensbedrohlich werden kann. Aber dagegen lässt sich etwas tun. Es gibt heute effektive Medikamente, die ein schwaches Herz entlasten. Wichtig ist, dass frühzeitig mit der Behandlung begonnen wird. Typische Anzeichen einer Herzinsuffizienz sind rasche Ermüdbarkeit, Atemnot vor allem bei körperlicher Anstrengung sowie Wassereinlagerung um die Fußknöchel herum.

Stadien der Herzinsuffizienz

Stadium I	Stadium II	Stadium III	Stadium IV
Beschwerden: Müdigkeit, Herzstolpern, Atemnot			
erst bei starker Belastung	bei normaler Belastung	schon bei leichter Belastung	bereits in Ruhe
körperliche Leistungsfähigkeit			
keine Einschränkung	leichte Einschränkung	deutliche Einschränkung	keine körperliche Tätigkeit ohne erhebliche Beschwerden

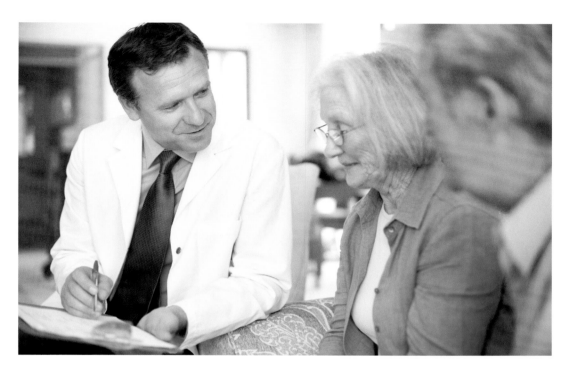

Eine weitere mögliche KHK-Folge sind Herzrhythmusstörungen. Diese können isoliert auftreten oder auch Hand in Hand mit einer Herzinsuffizienz gehen. Es gibt unterschiedliche Rhythmusstörungen des Herzens – gefährliche und weniger gefährliche. Eine Bagatelle sind Herzrhythmusstörungen aber in keinem Fall. Sie werden mit speziellen Medikamenten behandelt oder es wird ein Schrittmacher beziehungsweise ein Mini-Defibrillator implantiert, der den richtigen Takt angibt oder den Herzschlag bei Bedarf wieder ins Lot bringt.

Wenn das Herz nicht so arbeitet, wie es soll, berät Sie Ihr behandelnder Arzt dazu, wie Sie sich am besten verhalten

Gibt es den „Eva-Infarkt" wirklich?
Männer- und Frauenherzen ticken unterschiedlich

Ein Mann greift sich mit schmerzverzerrtem Gesicht an die Brust – fast jeder denkt bei diesem Bild sofort an einen Herzinfarkt. Es gibt aber auch Herzinfarkte, bei denen der sogenannte Vernichtungsschmerz fehlt. Sie kommen ganz undramatisch mit Symptomen wie Übelkeit und Müdigkeit daher. Bei Frauen sind solche leisen Infarkte häufiger als bei Männern.

Kein Vernichtungsschmerz, kein Engegefühl in der Brust, keine Todesangst. Stattdessen Übelkeit und Erbrechen, Bauchschmerzen und/oder Müdigkeit. Vor allem bei Frauen können derart unspektakuläre Symptome die einzigen Anzeichen eines Herzinfarkts sein. Deshalb wurde der Begriff „Eva-Infarkt" geprägt. Inzwischen weiß man allerdings, dass der „Eva-Infarkt" auch bei Männern auftreten kann, sodass der Begriff wohl nicht ganz zutreffend ist. Was aber stimmt: Bei Frauen sind diese leisen Herzinfarkte häufiger. Sie machen — Frauen und Männer zusammengenommen — rund dreißig Prozent aller Herzinfarkte aus. Warum bei den Betroffenen die Dramatik fehlt, ist nicht abschließend geklärt.

Fakt ist, dass Frauen- und Männerherzen unterschiedlich ticken. Die Genderforschung (gender = Geschlecht), die sich mit medizinischen Eigenarten von Adam und Eva beschäftigt, steht erst am Anfang. Trotzdem zeichnet sich bereits jetzt eine Vielzahl von Unterschieden in puncto Herz- und Kreislauferkrankungen ab. Nachdem man geschlechtsspezifische Aspekte in der Medizin lange wenig Beachtung geschenkt hat, ist inzwischen ein wahrer Forschungsboom ausgebrochen. Die Genderforschung ist „in", so könnte man sagen. Vielleicht könnte das ein Grund dafür sein, warum symptomarme Herzinfarkte schnell den Stempel „Eva-Infarkt" aufgedrückt bekamen. Es hätte so gut gepasst.

Wie dem auch sei – für Sie ist wichtig zu wissen, dass es die leisen Herzinfarkte gibt. Oft kündigen sich solche Infarkte schon Tage vorher mit Unwohlsein, Müdigkeit oder auch mit Schlafstörungen an. Die Crux dabei: Wie soll frau/man wissen, ob sich hinter solch „harmlosen" Beschwerden ein Herzinfarkt verbirgt? Verdächtig sind solche Beschwerden zum Beispiel dann, wenn sie so nie zuvor aufgetreten sind oder wenn eine Herzerkrankung bekannt ist. Im Zweifelsfall sollten Sie nicht zögern und den Notarzt verständigen.

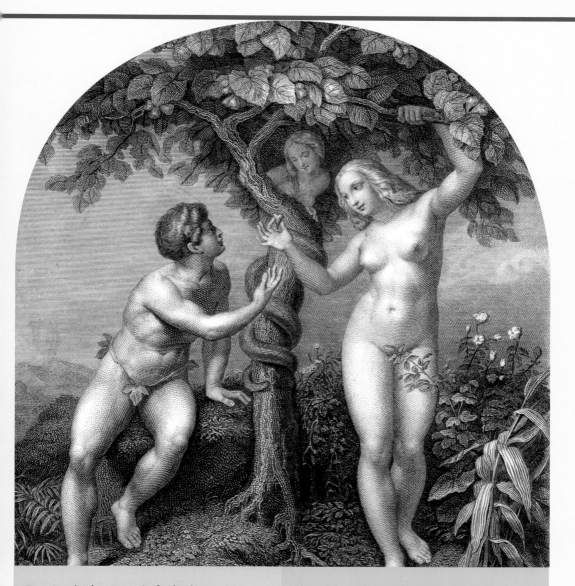

Der typische Herzinfarkt kommt dramatisch daher:

- plötzlich auftretende starke Schmerzen in der Brust, die bis in den linken Arm ausstrahlen können (Vernichtungsschmerz)
- Engegefühl und extremer Druck im Brustkorb
- Atemnot
- Beklemmungsgefühle bis hin zur Todesangst

Vor allem bei Frauen kann sich ein Infarkt aber auch ganz anders bemerkbar machen:

- Übelkeit, oft mit Erbrechen
- Oberbauchschmerzen
- körperliche Schwäche mit und ohne Ohnmacht
- Müdigkeit
- Schmerzen im Hals- oder Nackenbereich oder Rückenschmerzen

AOK-Curaplan KHK
Rundum bestens betreut

AOK-Curaplan ist ein strukturiertes Disease Management Programm. Was bedeutet dieser Begriff, der sich auch in Deutschland eingebürgert hat? Frei übersetzt könnte man sagen: Es geht darum, eine Krankheit erfolgreich zu meistern. Wie bei allen chronischen Erkrankungen ist es auch bei der Koronaren Herzkrankheit mit Medikamenten allein nicht getan. Arzneimittel sind ein wichtiger Pfeiler der Behandlungsstrategie, aber ebenso wichtig ist ein gesundheitsbewusster Lebensstil. Menschen mit KHK können aktiv viel dazu beitragen, dass sie gut mit ihrer Erkrankung leben können. Und diese Chance sollten Sie nutzen!

Sie werden sehen, dass es gar nicht erforderlich ist, den eigenen Lebensstil total umzukrempeln. Mit relativ geringen Änderungen der Lebensweise lassen sich erstaunliche Erfolge erzielen. Man muss nur wissen wie. Und manchmal braucht man Motivationshilfe, damit man nicht wieder in alte Muster verfällt. Als Teilnehmer an AOK-Curaplan bekommen Sie genau die Unterstützung, die Sie brauchen. Das Ziel ist, Ihnen zu einer langfristig guten Lebensqualität zu verhelfen. Wir setzen dabei auf Strategien, die sich bewährt haben, die aber andererseits genügend individuellen Spielraum lassen. Das sind beste Voraussetzungen für ein erfolgreiches Management Ihrer Erkrankung. Packen wir's an.

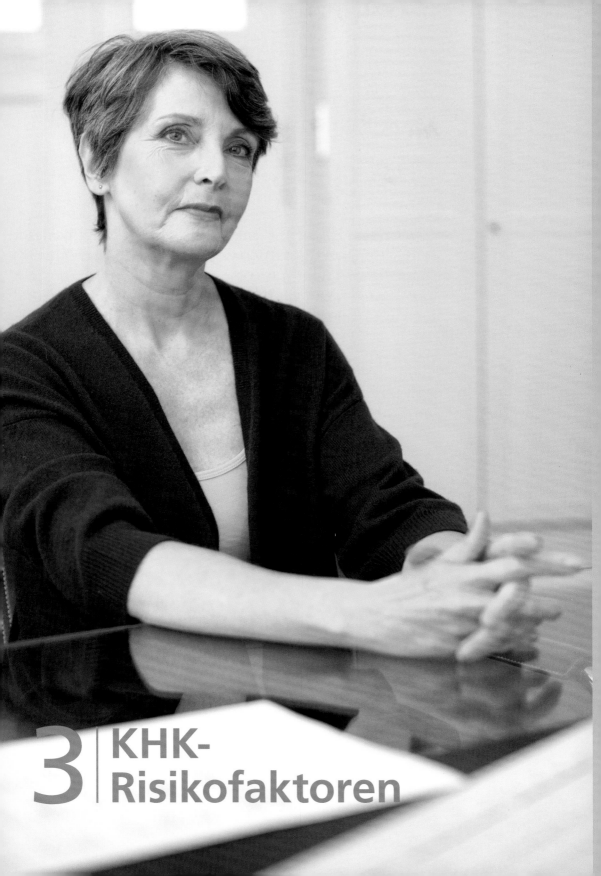

3 | KHK-Risikofaktoren

KHK-Risikofaktoren

Die gefährlichen Vier

Es gibt eine Reihe von Faktoren, die eine Arteriosklerose der Herzkranzgefäße beschleunigen. Ein gefährliches Quartett, das häufig gemeinsame Sache macht, besteht aus Übergewicht, Bluthochdruck, Diabetes mellitus und Fettstoffwechselstörungen. Und wenn sich dann noch das Rauchen hinzugesellt, kann es eng werden in den Gefäßen.

Der moderne Lebensstil ist der Gesundheit nicht wirklich zuträglich. Ständig sind wir mit einem Riesenangebot an wohlschmeckenden Lebensmitteln konfrontiert, was natürlich verführerisch ist. Häufig ohne es zu wissen, nehmen wir große Mengen an Fett und Zucker zu uns, während wertvolle Nährstoffe zu kurz kommen. Hinzu kommt, dass die meisten von uns den Großteil des Tages sitzend verbringen. Bewegung kommt oft viel zu kurz. So kann es leicht passieren, dass ein Überschuss an Kalorien entsteht: Wir nehmen mit der Nahrung mehr Kalorien auf, als wir durch körperliche Aktivität verbrennen. Es müssen pro Tag gar nicht viele überschüssige Kalorien sein – auf Dauer wird eine unausgeglichene Energiebilanz dazu führen, dass der Zeiger der Waage eine klare Ansage macht: Übergewicht.

Aber mal ehrlich: Ein Lebensstil, der gesundheitlich als vorbildlich gilt, ist nicht jedermanns Sache. Manche Menschen bewegen sich gern, ja, sie brauchen regelmäßigen Sport geradezu, um sich wohlzufühlen. Aber es gibt eben auch viele Menschen, die haben einfach keinen Bock auf Sport. Sie machen es sich lieber zu Hause auf dem Sofa gemütlich, gehen ins Kino oder treffen sich mit Freundinnen zum Kaffeeklatsch. Die Vorlieben sind einfach unterschiedlich.

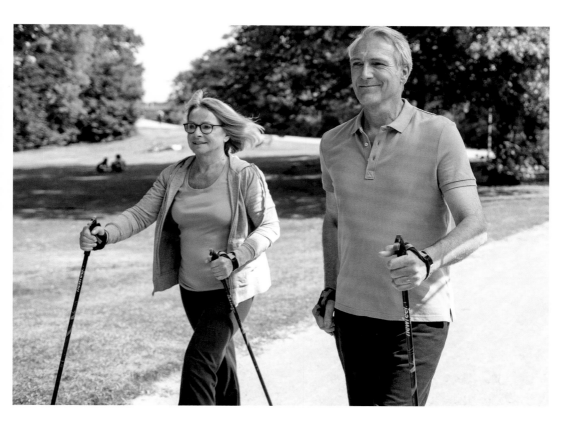

Extreme sind nie gut

Problematisch wird es immer dann, wenn man ins Extrem verfällt. Wer extrem viel Sport treibt, riskiert, dass er seinem Körper zu viel zumutet. Und genauso wenig tut es der Gesundheit gut, wenn man es sich immer nur gemütlich macht. Die Weltgesundheitsorganisation WHO empfiehlt pro Woche mindestens 2,5 Stunden Ausdauertraining wie zum Beispiel Joggen oder Radfahren – was laut aktuellen Zahlen weniger als die Hälfte der deutschen Männer und Frauen schaffen!

Versuchen Sie doch mal, täglich 3.000 Extraschritte in Ihren Tagesablauf einzubauen. Das ist eine empfehlenswerte Strategie, die „Sportmuffeln" sehr entgegenkommt. 3.000 Schritte zusätzlich sind ein recht überschaubares Pensum und entsprechen etwa einer halben Stunde zügigem Gehen. Sie müssen nicht ins Fitnessstudio oder in die Sporthalle. Es ist erstaunlich,

Bewegung lässt sich gut in den Alltag einbauen. Noch besser, wenn Sie auch noch moderates Ausdauertraining betreiben wie viel Bewegung man allein dadurch in sein Leben bringen kann, dass man die Schrittzahl im Alltag steigert. Mit einem Schrittzähler, den man am Handgelenk anbringen oder im Handy aktivieren kann, lässt sich das einfach überprüfen. Hand aufs Herz: Gehören Sie auch zu denen, die den Motor anwerfen, um einen Brief zum Briefkasten zu bringen? Viele Menschen nutzen den fahrbaren Untersatz für Strecken, die man eigentlich gut zu Fuß laufen oder mit dem Rad fahren könnte. Vielleicht checken Sie einmal Ihren Alltag daraufhin, wann Sie das Auto stehen lassen könnten. Das werden mehr Gelegenheiten sein, als Sie vermuten. Und viele kleine Gänge summieren sich. Dazu noch regelmäßige Spaziergänge in schöner Natur – und schon haben Sie einiges für Ihre Gesundheit getan.

Risiken potenzieren sich

Ein Großteil aller Herzkrankheiten einschließlich der Koronaren Herzkrankheit dürfte auf das Konto von Übergewicht und Bewegungsmangel gehen. Dieses Gespann ist deshalb so gefährlich, weil es unseren Stoffwechsel empfindlich durcheinander bringt. Bluthochdruck, Diabetes mellitus und Fettstoffwechselstörungen können die Folge sein.

Man spricht in diesem Zusammenhang von einem metabolischen Syndrom. Gemeinsam treiben die vier Faktoren – Übergewicht, Bluthochdruck, Diabetes mellitus und Fettstoffwechselstörungen – das Risiko für Herz- und Gefäßkrankheiten (kardiovaskuläres Risiko) in die Höhe. Menschen mit allen vier Risikofaktoren sind massiv gefährdet, weshalb man die vier auch als tödliches Quartett bezeichnet. Allerdings ist die Viererttruppe nicht immer komplett. Aber selbst wenn „nur" zwei oder drei Störungen des metabolischen Syndroms zusammentreffen, ist das kardiovaskuläre Risiko deutlich erhöht. Jeder einzelne dieser Faktoren ist mit einem Risikoanstieg verknüpft. Sind mehrere Faktoren vergesellschaftet, potenzieren sich die Risiken. Wie genau die verschiedenen Störungen zusammenhängen, ist nicht vollständig geklärt. Wahrscheinlich führt Übergewicht als treibende Kraft zu einer verminderten Empfindlichkeit der Zellen

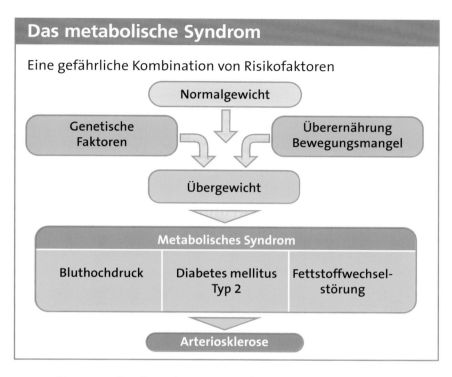

Das metabolische Syndrom

Eine gefährliche Kombination von Risikofaktoren

gegenüber Insulin (Insulinresistenz), die ihrerseits weitere Störungen nach sich zieht.

Auch das Rauchen ist Gift für das Herz und damit ebenfalls ein wichtiger Risikofaktor für die Entwicklung von Koronarer Herzkrankheit und Herzinfarkt. Zigaretten enthalten eine Vielzahl aggressiver Stoffe, die Schäden an den Innenwänden der Blutgefäße – unter anderem auch der Herzkranzgefäße – hervorrufen. Ausgehend von solchen Verletzungen kommt es mit der Zeit zu Wandverdickungen, die die Versorgung des Herzens mit Sauerstoff behindern.

Das individuelle kardiovaskuläre Risiko lässt sich heute ziemlich genau bestimmen. Auf der Basis von Studien mit Tausenden Teilnehmern wurde ermittelt, welcher Risikofaktor wie stark zu Buche schlägt. Und darauf basierend wurden dann standardisierte Risikorechner, wie zum Beispiel der PROCAM-Test, entwickelt, mit deren Hilfe der Arzt Ihr persönliches Herz-Kreislauf-Risiko einschätzen kann.

Übergewicht
Apfel wiegt schwerer als Birne

Nicht jeder, der zu viele Kilos auf die Waage bringt, bekommt eine Koronare Herzkrankheit.

Das Risiko für Herz und Gefäße hängt einerseits von der Menge des Übergewichts und andererseits von der Fettverteilung ab.

Das gängige Maß für den Schweregrad von Übergewicht ist der Body-Mass-Index (BMI). Er wird berechnet nach der Formel: BMI = Gewicht (kg)/Quadrat der Körpergröße (m^2). Krankhaftes Übergewicht wird als Adipositas bezeichnet. Es gilt folgende Stadieneinteilung:

- BMI 18 bis 24,9: Normalgewicht
- BMI 25 bis 29,9: Präadipositas
- BMI 30 bis 34,9: Adipositas Grad I
- BMI 35 bis 39,9: Adipositas Grad II
- BMI von 40 und mehr: Adipositas Grad III.

Besonders gefährlich ist das für Männer typische Bauchfett, also das mehr oder weniger ausgeprägte „Bierbäuchlein", das

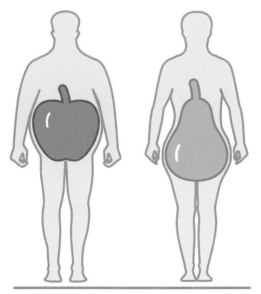

viele Männer ansetzen. Die eher weibliche Fettverteilung, bei der sich das Fett um die Hüften konzentriert, ist dagegen weniger gefährlich. Das hat damit zu tun, dass die Fettzellen an Bauch und Hüfte unterschiedlich stoffwechselaktiv sind: Bauchfettzellen schütten in größeren Mengen Stoffe aus, die Veränderungen an den Blutgefäßwänden Vorschub leisten. Man bezeichnet die eher männliche beziehungsweise eher weibliche Fettverteilung auch als Apfel- beziehungsweise Birnen-Typ. Um Missverständnissen vorzubeugen: Es gibt auch Frauen mit apfelförmiger und Männer mit birnenförmiger Fettverteilung.

So messen Sie richtig

Stellen Sie sich vor dem Frühstück mit freiem Oberkörper aufrecht vor einen Spiegel.

Legen Sie ein Maßband um die Taille zwischen die unterste Rippe (Rippenbogen) und die Oberkante des Hüftknochens (Beckenkamm).

Das Maßband liegt nun etwa auf Höhe des Bauchnabels und sollte möglichst eng und gerade um den Körper führen.

Entspannen Sie den Bauch, atmen Sie aus und lesen Sie die Maßzahl ab.

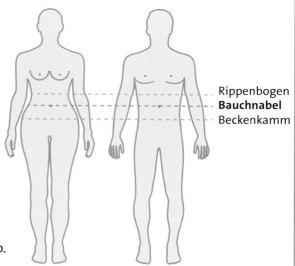

Rippenbogen
Bauchnabel
Beckenkamm

Taille zu Hüfte: Auf das Verhältnis kommt's an

Um das kardiovaskuläre Risiko abzuschätzen, ist deshalb – zusätzlich zur Waage – auch ein Maßband erforderlich. Mit dessen Hilfe wird das Taille-zu-Hüft-Verhältnis (Waist-to-Hip-Ratio, WHR) bestimmt. Zunächst wird an der schmalsten Stelle – etwa in Nabelhöhe – der Bauchumfang gemessen. Aber nicht den Bauch einziehen! Und dann wird an der breitesten Stelle der Hüftumfang ermittelt. Anschließend werden beide Werte ins Verhältnis gesetzt nach der Formel:
WHR = Taillenumfang (cm)/Hüftumfang (cm).

Laut der Weltgesundheitsorganisation WHO sollte der WHR bei Männern nicht höher liegen als 1 und bei Frauen nicht höher als 0,85. Das Risiko für Herz und Gefäße steigt allerdings bereits unterhalb dieser Grenzwerte an.

Eventuell lässt sich das kardiovaskuläre Risiko auch allein anhand des Taillenumfangs abschätzen. Ein Bauchumfang von über 102 cm bei Männern und von über 88 cm bei Frauen spräche dann für eine apfelförmige Fettverteilung und damit für ein deutlich erhöhtes Risiko.

Bluthochdruck
Überlastung der Gefäßwände

Bluthochdruck stellt eine große Bedrohung für die Gesundheit unserer Blutgefäße dar. Auf sein Konto gehen rund 50 Prozent aller Herzinfarkte und Schlaganfälle, das haben Hochrechnungen auf der Basis einer Vielzahl von Studien ergeben. Mit anderen Worten: Rund die Hälfte aller Herzinfarkte und Schlaganfälle wären vermeidbar, wenn jeder Bluthochdruck konsequent behandelt würde. Dass dies längst nicht immer passiert, liegt maßgeblich daran, dass Bluthochdruck oft nicht ernst genommen wird. Man spürt ihn in aller Regel nicht, dann kann ein zu hoher Blutdruck ja wohl nicht so schlimm sein. Diese Haltung ist weit verbreitet und führt dazu, dass Hochdruckpatienten die verordneten Medikamente nicht regelmäßig einnehmen oder sie sogar in eigener Regie absetzen. Tun Sie das nicht! Auch wenn Sie ihn nicht spüren, stellt Bluthochdruck eine ernste Gefahr für Sie dar.

Bluthochdruck ist deshalb so gefährlich, weil er die Blutgefäße überlastet. Wenn das Blut rund um die Uhr mit einem zu hohen Druck durch die Gefäße rauscht, haben die Gefäßwände einiges auszuhalten. Sie werden überdehnt und es besteht das Risiko, dass Schäden an den Innenwänden der Gefäße entstehen. Winzig kleine Risse, die mit bloßem Auge gar nicht zu sehen wären, können Ausgangspunkt der Arteriosklerose sein. Hinzu kommt, dass es infolge Bluthochdrucks zu Funktionsstörungen des Gefäßendothels kommt, das die Arterien innen auskleidet. Das Gefäßendothel produziert eine Vielzahl von Botenstoffen, die für einen optimalen Blutfluss sorgen. Funktionsstörungen des Endothels spielen bei Gefäßerkrankungen wie der KHK nachweislich eine wichtige Rolle.

Zwei Werte mit großer Bedeutung
Bei der Messung des Blutdrucks werden immer zwei Werte gemessen: Der erste Wert beziffert den Blutdruck in dem Moment, wenn sich das Herz zusammenzieht und das Blut in die Gefäße pumpt. Das ist der systolische Blutdruck. Der zweite Wert gibt

an, wie hoch der Druck im Gefäßsystem ist, wenn das Herz wieder erschlafft. Dieser diastolische Wert liegt niedriger als der systolische Wert.

Nun zu der entscheidenden Frage: Wie hoch sollte der Blutdruck sein? Angestrebt werden in der Regel ein **systolischer Blutdruck zwischen 130 bis 139 mmHg** und ein **diastolischer Blutdruck zwischen 80 und 89 mmHg.** Diese Werte sollten Sie sich merken.

Blutdruck selbst messen

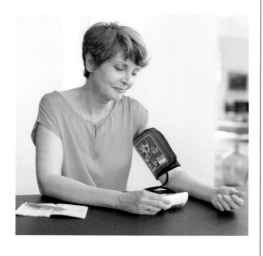

Wenn Sie einen zu hohen Blutdruck haben, sollten Sie in der Lage sein, Ihren Blutdruck selbst zu messen. Mit Geräten, die am Handgelenk angelegt werden, ist das kinderleicht. Die klassische Methode mit der Oberarmmanschette, die auch Ihr Arzt anwendet, ist etwas aufwendiger, aber ebenfalls gut zu erlernen. Welche Methode für Sie am besten geeignet erscheint, besprechen Sie mit Ihrem Arzt. Und lassen Sie sich von ihm oder einer Praxishilfe genau zeigen, wie man's richtig macht. Auf jeden Fall sollten Sie sich erst einmal entspannt hinsetzen und fünf Minuten zur Ruhe kommen, bevor Sie den Blutdruck messen. Der Arm muss dabei so gelagert werden, dass die Manschette sich in Höhe des Herzens befindet, sonst werden die Werte verfälscht. Vor allem wenn Sie auf ein neues Medikament eingestellt werden, ist es sehr hilfreich, wenn Sie Ihren Blutdruck mehrmals am Tag selbst messen. Ist der Blutdruck dann gut eingestellt, wird eine Kontrollmessung täglich empfohlen.

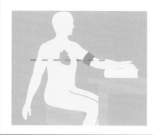

Oberarmmessung: Wenn nötig, legen Sie zum Beispiel ein Buch unter, damit die Manschette in Höhe des Herzens liegt.

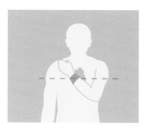

Und so halten Sie den Arm bei der Handgelenksmessung: auf Höhe des Herzens.

Diabetes mellitus
Zucker geht an Herz und Nieren

Diabetes mellitus Typ 2 ist längst zu einer Volkskrankheit geworden. Experten sprechen angesichts der rasant wachsenden Erkrankungszahlen von einer Epidemie. In Deutschland sind aktuell knapp sieben Millionen Erwachsene an einem Typ-2-Diabetes erkrankt. Das sind fast sieben Millionen Menschen mit einem besonders hohen Risiko für Koronare Herzkrankheit und Herzinfarkt.

Frauen besonders gefährdet

Frauen mit Diabetes sind sogar noch stärker gefährdet als Männer mit Diabetes. Das ist erstaunlich, denn bei Menschen ohne diese Stoffwechselkrankheit ist es genau umgekehrt. Da weibliche Hormone (Östrogene) eine gefäßschützende Wirkung besitzen, haben Frauen ohne Diabetes Jahrzehnte lang ein geringeres kardiovaskuläres Risiko als Männer. Mit Wegfall der Östrogene im Zuge der Wechseljahre wendet sich dann allerdings das Blatt und Frauen ziehen mit Männern gleich. Bei Menschen mit Diabetes jedoch ist das anders: Bei Frauen mit Diabetes ist der Östrogenschutz, der bei stoffwechselgesunden Frauen bis zur Menopause wirksam ist, offenbar außer Kraft gesetzt.

Ein hoher Blutzucker, wie er für den Diabetes mellitus typisch ist, beschleunigt die Arteriosklerose. Das liegt unter anderem daran, dass der überschüssige Zucker sich mit Fettpartikeln, die ebenfalls im Blut unterwegs sind, verbindet und deren gefäßschädigende Wirkung erhöht. Bei diesen Fettpartikeln handelt es sich um sogenanntes LDL-Cholesterin, das bei der Arteriosklerose eine wichtige Rolle spielt, weil es sich in den Gefäßwänden ablagert. Verzuckertes LDL-Cholesterin ist in dieser Hinsicht noch schädlicher als unverzuckertes Cholesterin.

Aber nicht allein der Blutzucker ist für das hohe Herzinfarktrisiko von Menschen mit Diabetes verantwortlich. Mit dem Diabetes Hand in Hand gehende Störungen wie Bluthochdruck tragen

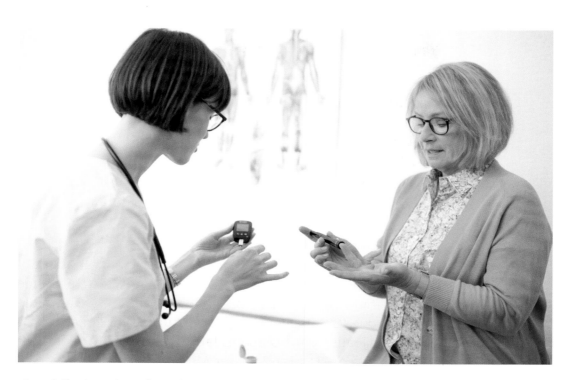

ebenfalls dazu bei, dass die Arteriosklerose bei Menschen mit Diabetes heftiger und schneller verläuft. Gefährdet wird dadurch nicht nur das Herz. Auch andere lebenswichtige Organe wie die Nieren können Schaden nehmen.

Regelmäßige Kontrollen des Blutzuckers sind die Basis einer erfolgreichen Diabetestherapie

Abspecken bringt's

Die gute Nachricht zum Schluss: Durch eine konsequente Absenkung des Blutzuckers auf möglichst normnahe Werte lassen sich diabetische Folgeschäden an Herz und Niere reduzieren. Aber auch begleitende Risikofaktoren wie Bluthochdruck müssen korrigiert werden, wenn man dieses Ziel erreichen will. Eine zentral wichtige Maßnahme ist der Abbau von Übergewicht, denn Abspecken wirkt sich sowohl auf den Blutzucker als auch auf den Blutdruck günstig aus.

Wenn es im Bett nicht klapp

Erektionsstörungen sind nach wie vor ein Tabuthema. Viele Männer schweigen sich darüber aus. Sie werten es als persönliches Versagen, wenn es im Bett nicht klappt, und setzen sich selbst unter einen enormen Druck. Kein Wunder, dass die Probleme dadurch oft noch schlimmer werden.

Keine falsche Scham

Schweigen Sie nicht aus falscher Scham. Sie sollten sich Ihrem Arzt anvertrauen, falls Sie unter Erektionsstörungen leiden. Vielleicht erleichtert es Ihnen diesen Schritt, wenn Sie wissen: Sie sind mit diesem Problem nicht allein. Laut einer repräsentativen Umfrage, in der Wissenschaftler der Universität Köln 8.000 Männer im Alter zwischen 30 und 80 Jahren interviewt haben, sind Potenzprobleme keine Seltenheit. In der Altersklasse zwischen 40 und 50 Jahren gaben 9,5 Prozent der befragten Männer an, unter Erektionsstörungen zu leiden. Bei den 50- bis 60-Jährigen waren es 15,7 Prozent, bei den 60- bis 70-Jährigen 34,4 Prozent.

Es gibt mehrere triftige Gründe für den Arztbesuch: Erstens kann es allein schon befreiend sein, endlich mal über „die Sache" zu reden. Zweitens können Potenzstörungen nur dann optimal behandelt werden, wenn man die genaue Ursache kennt. Oft stecken Gefäßverengungen dahinter, die das Einströmen von Blut in die Schwellkörper behindern. Kein ausreichender Blutfluss, keine Erektion.

Diese häufige Form der Erektionsstörung lässt sich medikamentös behandeln.

Zwei Störungen, eine Ursache

Arteriosklerose ist der Grund, wenn Gefäßengpässe das Anschwellen vereiteln. Erektionsstörungen und Koronare Herzkrankheit können also dieselbe Ursache haben. Arteriosklerose spielt sich in aller Regel nicht nur an einer Stelle ab, sondern erfasst weite Teile des Gefäßsystems. Deshalb kann es gut sein, dass im Fall einer Erektionsstörung auch im Bereich der Herzkranzgefäße bislang unbemerkte Engpässe bestehen. Dies lässt sich – wenn man zum Arzt geht – gezielt überprüfen. Und falls der Arzt tatsächlich eine Arteriosklerose der Koronararterien entdeckt, besteht die Chance, ein Fortschreiten der Gefäßveränderungen zu verhindern. Abbau von Übergewicht, Behandlung eines zu hohen Blutdrucks, Einstellung zu hoher Blutzuckerwerte – das alles sind wirksame vorbeugende Maßnahmen. Und diese Maßnahmen kommen nicht nur dem Herzen zugute, sie wirken sich auch auf die Schwellkraft günstig aus!

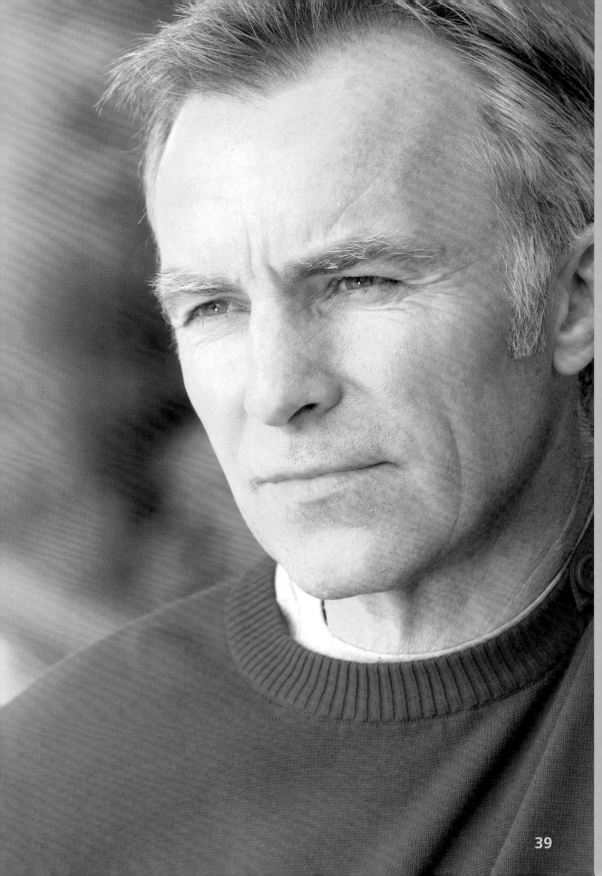

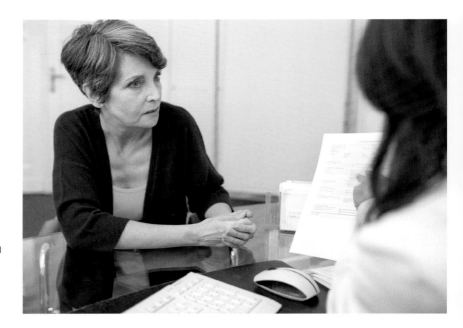

Das Thema Cholesterin ist für Laien nicht ganz einfach zu verstehen. Ihr behandelnder Arzt kann es Ihnen erklären

Fettstoffwechselstörungen
Gutes und böses Cholesterin

Von Cholesterin haben Sie sicher schon gehört. Es sind viele Informationen über Cholesterin im Umlauf und für einen Laien ist es nicht ganz einfach, die zum Teil widersprüchlichen Aussagen richtig einzuordnen.

Cholesterin ist ein fettartiger Stoff (Lipid), der in unserem Körper unterschiedliche Aufgaben erfüllt und für uns lebenswichtig ist. Den Großteil des benötigten Cholesterins stellt die Leber her, den Rest nehmen wir mit der Nahrung auf. Im Blut wird Cholesterin zu seinen Einsatzorten transportiert und überschüssiges Cholesterin wird zur Entsorgung abtransportiert. Dazu müssen die wasserunlöslichen Lipidteilchen verpackt werden, wobei es unterschiedliche Arten der Verpackung gibt: Mit Blick auf das Arteriosklerose-Risiko sind vor allem das LDL-Cholesterin (Low Density Lipoprotein) und das HDL-Cholesterin (High Density Lipoprotein) von Interesse.

Zwei Arten der Verpackung: LDL und HDL

Das LDL-Cholesterin ist das böse Cholesterin. Wenn zu viel LDL-Cholesterin im Blut unterwegs ist, steigt das KHK- beziehungsweise Herzinfarkt-Risiko an. Das LDL-Cholesterin wird nämlich im Rahmen der Arteriosklerose in die Wände der Blutgefäße eingelagert und ist maßgeblich für die entstehenden Engpässe in den Gefäßen verantwortlich. Aber das ist nicht die ganze Geschichte: Es gibt ja noch das HDL-Cholesterin, und das zählt zu den Guten. In dieser Transportform wird Cholesterin nämlich entsorgt. So erklärt sich, dass hohe HDL-Cholesterin-Werte mit einem geringen Arteriosklerose-Risiko einhergehen. Um das kardiovaskuläre Risiko abzuschätzen, müssen also immer zwei Cholesterin-Werte im Blut bestimmt werden: das böse LDL-Cholesterin und das gute HDL-Cholesterin. Das Verhältnis der beiden ist für das Risiko entscheidend.

Rauchen
Jede Zigarette ist eine zu viel

Bei Gesundheitsgefahren durch Rauchen denken viele in erster Linie an Lungenkrebs. Aber auch das Herz wird durch das Zigarettenrauchen massiv gefährdet. Bei Frauen, die rauchen, ist das Risiko besonders hoch. Sie versterben sechsmal häufiger an einem Herzinfarkt als Nichtraucherinnen. Bei Männern ist das Risiko im Vergleich zu Nichtrauchern um den Faktor 3 erhöht. Und auch Passiv-

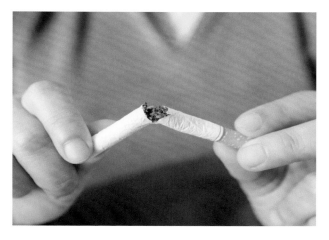

Ein Rauchstopp lohnt immer

raucher sind erheblich gefährdet, was viele wahrscheinlich überraschen wird: Das Risiko, an Koronarer Herzkrankheit beziehungsweise an einem akuten Herzinfarkt zu sterben, ist bei Nichtrauchern, die mit Rauchern zusammenleben, um 30 Prozent erhöht!

Wenn Sie mit dem Rauchen aufhören, schützen Sie also nicht nur sich selbst, sondern auch Ihre Familie. Ein Grund mehr, es endlich anzupacken! Jede Zigarette, die Sie rauchen, ist eine zu viel. Und die gute Botschaft gleich hinterher: Jede Zigarette, die Sie nicht rauchen, ist ein Beitrag zum Risikoabbau. Bereits in den ersten Monaten nach der letzten Zigarette sinkt Ihr Herzinfarktrisiko. Ein Jahr nach dem Rauchstopp ist Ihr kardiovaskuläres Risiko bereits halbiert. Und nach 15 Jahren befinden Sie sich auf einem Niveau, als hätten Sie niemals im Leben auch nur eine Zigarette geraucht.

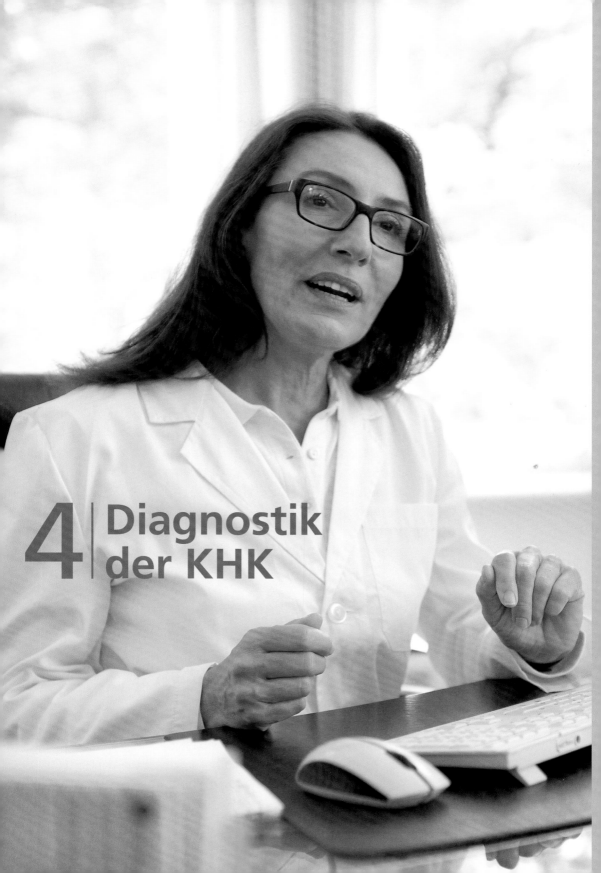

4 | Diagnostik der KHK

Diagnostik der KHK

Einige Untersuchungen stehen an

Bei Verdacht auf eine Koronare Herzkrankheit wird Ihr Arzt eine Reihe von Untersuchungen durchführen, um die Diagnose zu sichern. Schmerz und Druckgefühl im Bereich der Brust müssen nicht zwingend Angina-pectoris-Beschwerden sein, sie könnten unter anderem auch vom Magen oder von der Wirbelsäule herrühren.

Nur bei rund zehn Prozent aller Personen, die wegen Brustschmerzen ihren Hausarzt aufsuchen, steckt eine chronische Verengung der Herzkranzgefäße dahinter. Durch gezielte Fragen wird der Arzt deshalb erst einmal versuchen herauszufinden, ob eine KHK als Ursache wahrscheinlich ist. Unter anderem wird er Sie fragen, ob Sie an Bluthochdruck, Diabetes mellitus oder Fettstoffwechselstörungen leiden. Denn das sind Erkrankungen, die das Risiko für eine Arteriosklerose der Herzkranzgefäße in die Höhe treiben.

Individuelle Risiken werden abgeklopft

Viele Menschen wissen allerdings gar nicht, dass sie mit diesen – lange schleichend und ohne Symptome verlaufenden – Risikoerkrankungen unterwegs sind. So kommt es gar nicht selten vor, dass ein Diabetes mellitus erst durch Herzbeschwerden als Folgekomplikation entdeckt wird. Bei Verdacht auf eine KHK wird der Arzt deshalb den Blutdruck kontrollieren und Untersuchungen des Blutzuckers und der Blutfette veranlassen. Der Nachweis von Risikoerkrankungen erhöht die Wahrscheinlichkeit, dass die Brustschmerzen oder das Druckgefühl in der Brust durch einen Engpass im Bereich der Herzkranzgefäße (Koronarstenose) hervorgerufen werden.

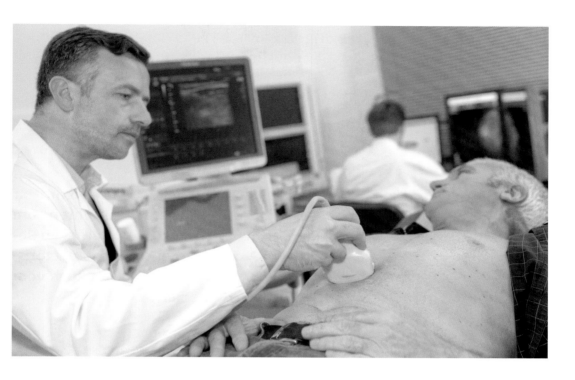

Im nächsten Schritt werden dann gezielte Untersuchungen des Herzens durchgeführt. Gestartet wird in aller Regel mit einem Belastungs-EKG: Während Sie auf dem Fahrradergometer strampeln, werden Ihre Herzströme aufgezeichnet. Das Belastungs-EKG zeigt, ob das Herz bei körperlicher Anstrengung ausreichend mit Sauerstoff versorgt wird. Bestimmte EKG-Veränderungen sprechen für einen Sauerstoffmangel und damit für eine Koronare Herzkrankheit.

Die Herzuntersuchung mit einer Ultraschallsonde gehört zur Routinediagnostik bei KHK

Indizienbeweis per EKG und Echo

Ebenso wie das EKG zählt auch der Herzultraschall (Echokardiografie) zu den nicht-invasiven Untersuchungsmethoden, die von außen Rückschlüsse auf das Körperinnere ermöglichen. Beim Herzultraschall wird das Herz – ganz ohne Strahlenbelastung – mit einer Ultraschallsonde untersucht, die der Arzt außen über den Brustkorb bewegt. Während das so erzeugte Bild auf dem Monitor für einen Laien aussieht wie „Schnee" bei gestörtem Fernsehempfang, kann der Arzt dem Herzecho eine Vielzahl von

Informationen entnehmen. Wenn zum Beispiel die Wandbewegungen des Herzens verlangsamt sind, kann das ein Zeichen für eine Koronare Herzkrankheit sein. Der Herzultraschall kommt zum Einsatz, wenn sich per Belastungs-EKG keine aussagekräftigen Daten gewinnen lassen. Das ist zum Beispiel bei Patienten der Fall, die auf dem Fahrrad nicht maximal belastet werden können, weil ihr Fitnesszustand oder orthopädische Erkrankungen, wie etwa eine Kniearthrose, dies nicht zulassen.

Belastungs-EKG und Herzultraschall liefern Indizienbeweise für das Vorhandensein einer Verengung im Bereich der Herzkranzgefäße. Will man sich dagegen ein direktes Bild von der Koronarstenose machen, ist eine invasive Untersuchung erforderlich: eine Koronarangiografie im Rahmen einer Herzkatheteruntersuchung. Dabei handelt es sich um ein minimal-invasives Verfahren, weil der Körper nur minimal eröffnet wird: Meist in der Leistenbeuge oder auch in der Ellenbeuge wird der Katheter mit einem kleinen Einstich ins Innere des Blutgefäßsystems eingeführt und dann bis zum Herzen vorgeschoben. Nachdem über den Katheter ein Röntgenkontrastmittel in die Herzkranzgefäße gespritzt worden ist, können diese abgebildet und untersucht werden.

Aktuell gibt es zur Herzkatheteruntersuchung keine wirkliche Alternative. Mit der Computertomografie lassen sich die Herzkranzgefäße zwar auch sichtbar machen, die Bilder sind aber häufig – zum Beispiel durch stärkere Kalkeinlagerungen in den Gefäßwänden – verfälscht und als Grundlage für eine Therapieentscheidung nicht sicher genug.

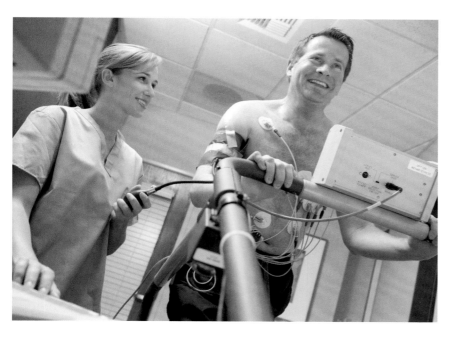

Strampeln auf dem Fahrradergometer deckt eine Mangelversorgung des Herzens mit Sauerstoff auf

Belastungs-EKG
Talsohlen, die da nicht hingehören

Das Zackengebilde eines EKGs (Elektrokardiogramm) hat wahrscheinlich jeder von Ihnen schon einmal gesehen. Dabei handelt es sich um elektrische Impulse, die vom arbeitenden Herzen ausgehen. Mithilfe von Elektroden, die am Brustkorb sowie an Hand- und Fußgelenken angebracht werden, lassen sich die Herzströme sichtbar machen.

Typisches Zackenprofil
Das EKG eines gesunden Herzens hat ein typisches Zackenprofil, das den Erregungsverlauf während des rhythmischen Herzschlags wiedergibt. Der elektrische Impuls wird im Sinusknoten, dem natürlichen Schrittmacher des Herzens, erzeugt und pflanzt sich dann entlang des Kammersystems fort. Bei jedem Herzschlag wiederholt sich dieser typische Erregungsverlauf aufs Neue, sodass sich im ausgedruckten EKG mehr oder weniger identische Zackenabfolgen aneinanderreihen.

Zu unterscheiden sind das Ruhe- und das Belastungs-EKG. Beim Ruhe-EKG liegt der Patient ruhig und entspannt auf einer Liege. Beim Belastungs-EKG dagegen sitzt er auf einem Fahrradergometer und tritt in die Pedale. Stufenweise wird dabei der Tretwiderstand bis zur individuellen Belastungsgrenze gesteigert. Liegt eine Koronare Herzkrankheit vor, wird man im EKG typische Veränderungen sehen.

Eventuell wird zusätzlich noch ein Langzeit-EKG durchgeführt. Dazu wird der Patient verkabelt und mit einem tragbaren Mini-EGK-Gerät ausgestattet. Die Geräte sind heute so klein, dass sie sich gut unter der Kleidung verbergen lassen. Meist erfolgt die Messung über 24 Stunden hinweg, sodass der Arzt überprüfen kann, wie sich das Herz rund um die Uhr unter Alltagsbedingungen verhält.

Zeichen für Sauerstoffmangel

Das geschulte Auge des Arztes erkennt am EKG-Ausdruck meist auf den ersten Blick, ob alles in Ordnung ist oder ob etwas nicht stimmt. Bei Verdacht auf eine KHK wird er im Belastungs-EKG gezielt nach einer sogenannten ST-Strecken-Senkung suchen: Dabei ist an einer bestimmten Stelle der Erregungsleitung (ST-Strecke) eine Talsohle zu erkennen, die da nicht hingehört. Eigentlich dürfte die Kurve an dieser Stelle nur kurz nach unten ausschlagen und müsste dann sofort zur Mittellinie zurückkehren. Im Fall einer ST-Strecken-Senkung bleibt sie aber länger unter diesem Niveau, wobei von Sekundenbruchteilen die Rede ist **(siehe rote Pfeile auf der rechten Seite)**.

Die ST-Strecken-Senkung gilt als Zeichen für eine Minderdurchblutung (Ischämie) des Herzens und erhärtet die Verdachtsdiagnose „KHK". In der Regel sind im EKG häufiger Ischämiezeichen zu finden, als es die Beschwerden des Patienten vermuten lassen. Erst wenn die Sauerstoffversorgung unter eine kritische Schwelle sinkt, schlägt das Herz mit Angina-pectoris-Symptomen Alarm. Es gibt sogar Patienten, bei denen selbst schwere Ischämien stumm – ohne Beschwerden – verlaufen und nur zufällig ent-

Belastungs-EKG

Belastungs-EKG eines Patienten mit Koronarer Herzkrankheit:

Senkung der ST-Strecke (Pfeil) ab 100 Watt

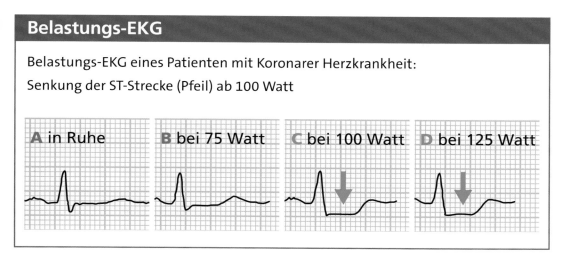

deckt werden, wenn routinemäßig ein EKG durchgeführt wird. Bei Menschen mit Diabetes zum Beispiel kann die Schmerzwahrnehmung aufgrund zuckerbedingter Nervenschäden komplett ausfallen.

Andererseits gibt es Patienten, die unter Angina-pectoris-Anfällen leiden, in deren Belastungs-EKG jedoch keine ST-Strecken-Senkungen erkennbar sind. Sprechen Risikoprofil und Beschwerdebild eines Patienten stark für eine Koronare Herzkrankheit, wird der Arzt bei negativem EKG-Befund deshalb weitere Untersuchungen veranlassen. Zusätzliche Untersuchungen sind auch dann erforderlich, wenn Patienten auf dem Fahrradergometer nicht maximal belastet werden können, weil ihr Fitnesszustand oder orthopädische Erkrankungen, wie etwa eine Kniearthrose, dies nicht zulassen.

Herzkatheteruntersuchung
Blick in die Herzkranzgefäße

Vor einer Herzkatheteruntersuchung haben die meisten Patienten ein mulmiges Gefühl. Das ist verständlich, denn ein Katheter wird – meist von der Leistenbeuge oder auch der Ellenbeuge aus – innerhalb der Blutgefäße bis zum Herzen vorgeschoben. Klingt abenteuerlich, ist aber heute Routine. In den Händen eines erfahrenen Teams gilt die Herzkatheteruntersuchung als sichere Methode. Ernste Komplikationen treten sehr selten auf.

Ein Herzkatheter ist ein sehr feiner, biegsamer Plastikschlauch, mit dem Mini-Instrumente bis ans Herz transportiert werden. Vor Ort können dann Untersuchungen und auch therapeutische Eingriffe vorgenommen werden. So bietet die Herzkatheteruntersuchung als einziges diagnostisches Verfahren die Möglichkeit, eine Verengung der Herzkranzgefäße (Koronarstenose) exakt unter die Lupe zu nehmen: Wie stark ist die Einengung? Wo genau befinden sich die Engpässe? Ist nur ein Gefäß oder sind mehrere Gefäße betroffen? Das alles sind Fragen, die man mit der Herzkatheteruntersuchung klären kann.

Dazu wird ein Herzkatheter über die große Körperschlagader (Aorta) zum Herzen geschoben. Der Einstieg erfolgt in der Leistenbeuge, nachdem die Einstichstelle örtlich betäubt wurde. Ist der Katheter am Herzen angekommen, wird durch den Schlauch ein

Stark verengtes Herzkranzgefäß (links) und dasselbe Gefäß nach Aufweitung im Rahmen einer Herzkatheteruntersuchung (rechts)

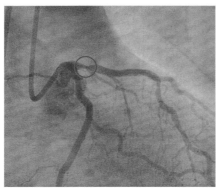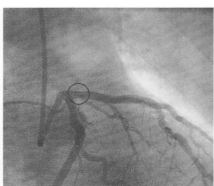

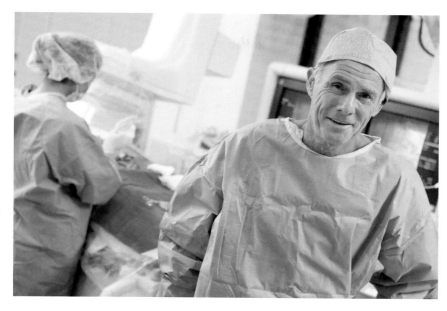

Bei einer Herzkatheter-untersuchung können Sie auf das Wissen von Profis vertrauen

Röntgenkontrastmittel in die Herzkranzgefäße gespritzt – und anschließend wird geröntgt. Die Röntgenuntersuchung der Herz-kranzgefäße heißt Koronarangiografie. Wird dabei eine kritische Koronarstenose entdeckt, kann diese eventuell gleich beim selben Termin behandelt werden. Man kann die Engstelle mit einem auf-blasbaren Ballon weiten und eine Gefäßstütze (Stent) einsetzen, die das Koronargefäß offen halten soll.

Von einem erfahrenen Team betreut

Sollte eine Herzkatheteruntersuchung anstehen, schickt Ihr Haus-arzt Sie in ein Herzlabor, wo Sie von einem erfahrenen Team opti-mal betreut werden. Während der Untersuchung werden wichtige Körperfunktionen wie Herzschlag und Blutdruck laufend über-wacht, sodass man sofort reagieren kann, sollte dies erforderlich sein. Manche Medikamente müssen vor der Herzkatheteruntersu-chung abgesetzt werden. Metformin zum Beispiel, das viele Men-schen mit Typ-2-Diabetes einnehmen, ist ein solches Medikament, denn es könnte zu ungünstigen Wechselwirkungen mit dem Rönt-genkontrastmittel kommen. Vor der Untersuchung wird der Pati-ent ausführlich über Ablauf und etwaige Risiken informiert und unterschreibt eine Einverständniserklärung.

AOK-Curaplan KHK
Immer alles im Blick

Im Rahmen des Disease Management Programms AOK-Curaplan sind regelmäßige Kontrolltermine angesetzt. So ist Ihr Arzt immer über Ihren Gesundheitszustand auf dem Laufenden. Welcher Arzt im Rahmen des DMP Ihr Hauptansprechpartner sein soll, bestimmen Sie selbst. In der Regel wird das Ihr Hausarzt sein, in Ausnahmefällen kann aber auch ein Facharzt wie zum Beispiel ein Kardiologe (Herzspezialist) diese Aufgabe übernehmen. Der koordinierende Arzt hält die Fäden in der Hand.

So ist sichergestellt, dass Sie bei jedem anstehenden Thema von bestmöglicher Kompetenz und Erfahrung profitieren. Zum Betreuungsnetzwerk zählen neben Kardiologen auch Diabetologen, Nephrologen (Nierenfachärzte) und Psychologen. Und sollte eine Reha (Rehabilitation) sinnvoll oder ein Krankenhausaufenthalt erforderlich sein, auch dann weiß Ihr Hausarzt, wo Sie am besten aufgehoben sind.

Bei den Kontrollterminen macht sich Ihr Arzt ein Bild, ob Sie gut auf die Behandlungsmaßnahmen ansprechen. Außerdem wird er in regelmäßigen Abständen Ihr Risikoprofil überprüfen: Ist der Blutdruck im Normalbereich? Und wie sieht es mit dem Rauchen aus? Sollten Sie Unterstützung brauchen, um von der Zigarette loszukommen – auch für Beratung und Motivation ist im Programm AOK-Curaplan ausreichend Zeit eingeplant.

AOK-Curaplan: Das alles ist vorgesehen

Untersuchungen

Was wird untersucht?	Wie oft?	Von wem?
Blutdruck	Bei jedem Curaplan-Termin	Hausarzt
Blutfette	Mindestens einmal jährlich	Hausarzt
Nierenfunktion	Bei Patienten ab 65 einmal jährlich	Hausarzt
KHK-Risikofaktoren (z. B. Übergewicht)	Mindestens einmal jährlich	Hausarzt
Begleit- und Folgeerkrankungen (z. B. Herzschwäche)	Bei jedem Curaplan-Termin	Hausarzt
Psychisches Befinden	Möglichst bei jedem Curaplan-Termin	Hausarzt

Beratungen

Zu welchem Thema?	Wie oft?	Von wem?
Rauchen	Bei jedem Curaplan-Termin	Hausarzt
Bewegung	Mindestens einmal jährlich	Hausarzt
Ernährung	Nach individuellem Bedarf	Hausarzt

Überweisungen und Klinikeinweisung

Wann wird überwiesen?	An wen wird überwiesen?
Wenn erstmalig **Angina-pectoris-Beschwerden** („Herzenge-Gefühl") auftreten oder wenn sie zunehmen	Herzspezialist (Kardiologe) bzw. kardiologisch qualifizierter Internist
Wenn eine **Herzschwäche** erstmals auftritt bzw. zunimmt oder wenn **Herzrhythmusstörungen** erstmals auftreten bzw. **Beschwerden** verursachen	
Wenn **andere Erkrankungen** wie Bluthochdruck (Hypertonie), Diabetes mellitus oder eine Depression vorliegen	Kardiologe, kardiologisch qualifizierter Internist, Nierenfacharzt (Nephrologe), Diabetologe oder Psychiater/Psychotherapeut
Wenn **andere kardiologische Erkrankungen** vorliegen (z. B. an den Herzklappen)	Kardiologe, kardiologisch qualifizierter Internist
Wenn ein **Eingriff** zur Diagnose oder Therapie erwogen wird oder durchgeführt werden soll (z. B. Herzkatheter)	Kardiologe oder Krankenhaus, das Katheteruntersuchungen durchführt
Wenn Sie nicht ausreichend auf die **medikamentöse Therapie** ansprechen	Je nach Medikament: Kardiologe, kardiologisch qualifizierter Internist, Diabetologe
Wenn zu prüfen ist, ob eine **Rehabilitationsleistung** beantragt werden soll	Kardiologe bzw. kardiologisch qualifizierter Internist
Bei **medizinisch notwendiger Schulung** z. B. zur Selbstmessung von Blutdruck und Blutgerinnung	Wenn der koordinierende Arzt nicht selbst schult, Ärzte mit entsprechender Schulungsqualifikation
Bei Verdacht auf **akutes Koronarsyndrom**	Qualifizierte stationäre Einrichtung
Bei Verdacht auf **lebensbedrohliche Dekompensation** von Folge- und Begleiterkrankungen (z. B. Hypertonie, Herzinsuffizienz, Rhythmusstörungen, Diabetes mellitus)	Qualifizierte stationäre Einrichtung

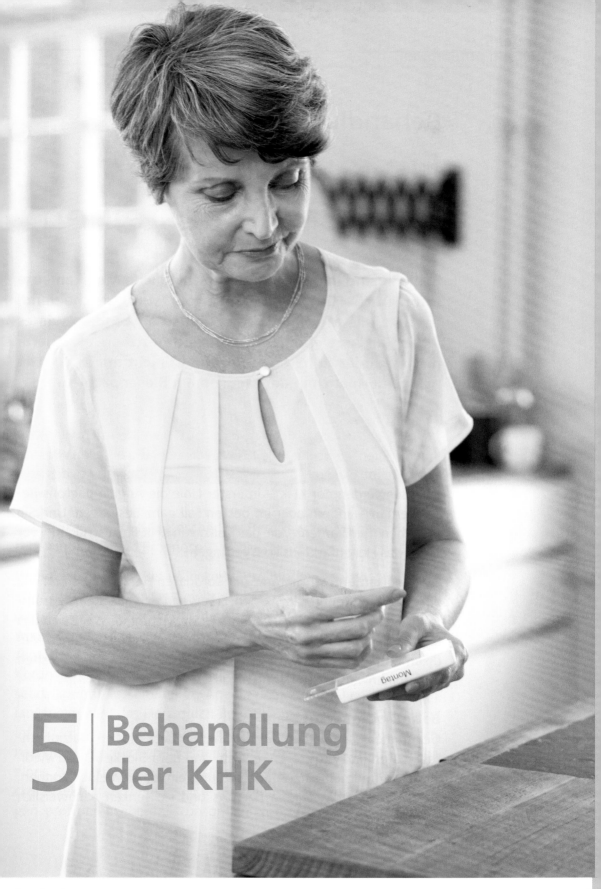

5 | Behandlung der KHK

von beiden Einzelsubstanzen geringere Mengen benötigt werden. Manche bewährte Wirkstoff-Kombinationen werden auch als Fixkombinationen – Präparate mit zwei Wirkstoffen – angeboten. Für Sie als Patient hat das den zusätzlichen Vorteil, dass Sie statt zwei Tabletten nur eine schlucken müssen.

Statine für alle?

Nun zum Cholesterin. Dieses Fett, das wir zum Teil selbst produzieren und zum Teil mit der Nahrung aufnehmen, erfüllt im Körper verschiedene wichtige Funktionen. Aber es kann auch Schaden anrichten, wenn es im Rahmen der Arteriosklerose in verletzte Blutgefäßwände eingebaut wird. Wie Sie bereits erfahren haben, liegt Cholesterin im Blut in verschiedenen Transportformen vor: als LDL-Cholesterin und als HDL-Cholesterin. Mit Blick auf die Gesundheit der Blutgefäße sollten die LDL-Werte im Blut niedrig und die HDL-Werte hoch sein.

Die Medikamente, mit denen sich das gefäßschädliche LDL-Cholesterin am besten absenken lässt, sind Statine. Gleichzeitig steigt das HDL-Cholesterin in der Regel unter diesen Medikamenten an. In großen Langzeitstudien haben Statine unter Beweis gestellt, dass sie in der Lage sind, das Herzinfarktrisiko wirkungsvoll zu senken. Überraschenderweise wurde dabei festgestellt, dass diese günstige Wirkung nicht nur Patienten betrifft, deren Cholesterinwerte zu hoch sind. Offenbar entfalten Statine gefäßschützende Effekte ganz unabhängig von den Cholesterin-Ausgangswerten. Vor diesem Hintergrund wird heute empfohlen, jeden KHK-Patienten mit einem Statin zu behandeln.

Andererseits – auch das sollten Sie wissen – können unter Statinen unerwünschte Nebenwirkungen auftreten. Vor allem mögliche Veränderungen an den Muskeln muss man im Auge haben, um bei ersten Anzeichen gleich zu reagieren. Sollte Ihre Muskulatur unter der Behandlung anfangen zu schmerzen, informieren Sie bitte Ihren Arzt. Er wird dann die Dosis des Medikaments reduzieren oder auf ein anderes Medikament umstellen. Worauf Sie sonst noch achten sollten, wird Ihr Arzt persönlich mit Ihnen besprechen.

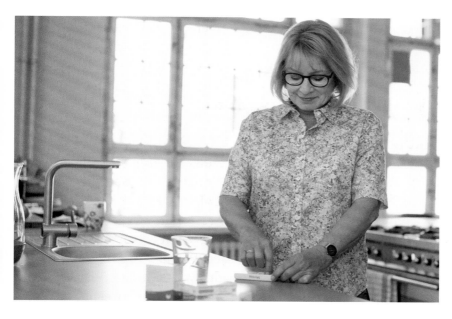

Medikamente konsequent einzunehmen, ist das A und O. Treten Nebenwirkungen auf, sollte dies umgehend mit dem Arzt besprochen werden

Plättchenhemmer verhindern Blutgerinnsel

Ein weiterer Baustein der medikamentösen Strategie bei Koronarer Herzkrankheit sind Plättchenhemmer. Diese Medikamente sollen verhindern, dass sich Blutplättchen zusammenklumpen und ein verengtes Herzkranzgefäß komplett verschließen. Bei KHK befinden sich die Blutplättchen in einem erhöhten Aktivitätsmodus und neigen dazu, Blutgerinnsel zu bilden, die leicht an Engpässen in den Koronararterien steckenbleiben können. Dem wirken Plättchenhemmer entgegen und senken so die Gefahr eines Herzinfarkts.

Der Klassiker unter den Plättchenhemmern ist Acetylsalicylsäure (kurz ASS). Dieser Wirkstoff wird vielen von Ihnen wahrscheinlich als Schmerzmittel bekannt sein. Allerdings wird ASS zur Schmerzlinderung deutlich höher dosiert. Um die Blutplättchen in Schach zu halten, wird eine Dauertherapie mit niedrig dosierter Acetylsalicylsäure durchgeführt.

Andererseits dürfen die Blutplättchen nicht zu sehr ausgebremst werden, denn sie haben ja auch eine Funktion zu erfüllen. Blutplättchen sorgen dafür, dass Verletzungen an der Körperoberfläche und auch im Körperinneren sofort ver- → **weiter auf Seite 66**

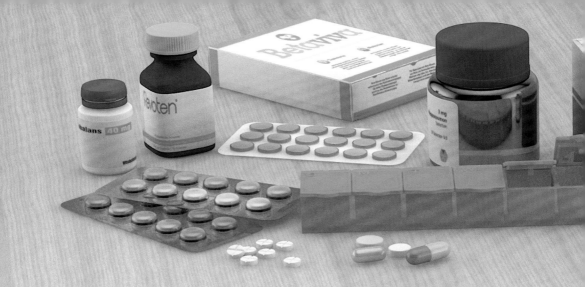

Fünf Medikamente und mehr sind keine Seltenhei‍

Ab und zu mal „ausmisten"

Da kann man schon mal durcheinanderkommen. Fünf verschiedene Medikamente und mehr müssen KHK-Patienten mitunter tagtäglich einnehmen: gegen die Beschwerden und als Schutz vor Herzinfarkt und anderen KHK-Folgen. Außerdem brauchen viele KHK-Patienten zusätzlich Medikamente gegen weitere Erkrankungen, die nichts mit dem Herzen zu tun haben.

Die meisten bei KHK eingesetzten Arzneimittel müssen jeden Tag zu festen Zeiten eingenommen werden, damit sie rund um die Uhr ihre Wirkung entfalten. Die Zeitpunkte allerdings können unterschiedlich sein. Von einem Medikament muss vielleicht je eine Tablette morgens und abends eingenommen werden, ein anderes dagegen nur zur Nacht. Am besten besorgen Sie sich eine Medikamentenbox, in die Sie Tabletten, Kapseln und Dragees nach Tageszeit einordnen können. Manche dieser Boxen sind sogar mit einem Timer ausgerüstet und erinnern Sie durch einen Signalton, wenn eine Medikamenteneinnahme fällig ist.

Auch ist es sinnvoll, die Medikamente – salopp gesagt – ab und zu mal auszumisten. Gemeinsam mit Ihrem Arzt natürlich. Es kann nämlich sein, dass sich Ihr Gesundheitszustand verändert. Ein zu hoher Blutdruck kann sich zum Beispiel durch Abbau überschüssiger Kilos normalisieren, sodass ein vorher benötigter Blutdruck-

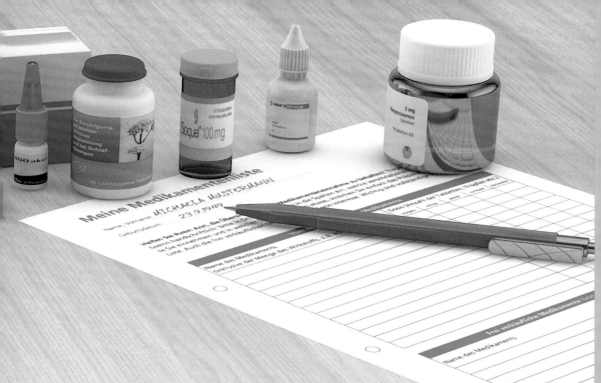

senker überflüssig wird. Außerdem lässt sich manchmal durch Umstellen der Therapie die Anzahl der erforderlichen Medikamente reduzieren. Manche Herz-Kreislauf-Medikamente entfalten nämlich verschiedene günstige Wirkungen auf einen Streich.

So wenige Medikamente wie möglich

Grundsätzlich gilt das Motto: So viele Medikamente wie nötig, so wenige Medikamente wie möglich. Die Verringerung der Medikamentenzahl vereinfacht die Therapie und senkt gleichzeitig das Risiko unerwünschter Wechselwirkungen zwischen verschiedenen Arzneimitteln.

Als Teilnehmer am Disease Management Programm AOK-Curaplan KHK bekommen alle Patienten mit fünf und mehr Medikamenten eine Medikationsliste ausgehändigt, die sie gemeinsam mit ihrem Arzt ausfüllen. Darin werden alle angewendeten Medikamente eingetragen – auch frei verkäufliche, die Sie sich vielleicht selbst besorgt haben. Es wird genau festgehalten, ob es sich um Tabletten, Tropfen oder ein Spray handelt und wie genau – zu welchen Zeiten, in welcher Dosis – das jeweilige Medikament anzuwenden ist. Einmal im Jahr wird dieser Medikamentenplan auf Vordermann gebracht. Nach sorgfältiger Prüfung bleiben die weiter benötigten Medikamente drin – und alle anderen fliegen raus.

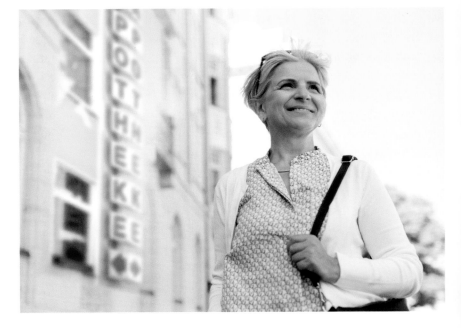

Nach einem Herzinfarkt benötigen Patienten das volle Herzschutzprogramm mit mehreren Medikamenten bei konsequenter Einnahme

schlossen werden. Wird die Aktivität der Blutplättchen gehemmt, kann es als Nebenwirkung zu Blutungen kommen. Auch wenn das Risiko bei der verwendeten ASS-Dosis nicht hoch ist, es muss immer gegen den Nutzen der Behandlung abgewogen werden. Unter Beachtung von Kontraindikationen und/oder Unverträglichkeiten soll bei allen Patienten mit chronischer KHK eine Dauerbehandlung mit Plättchenhemmern durchgeführt werden.

Nach Infarkt das volle Programm

Das individuelle Risikoprofil ist entscheidend für die Behandlungsstrategie. Abgesehen von der Frage, ob sich in der Vergangenheit bereits ein Herzinfarkt ereignet hat, spielt bei der Abschätzung des individuellen Risikos das Ausmaß der Koronarstenose eine entscheidende Rolle: Ist nur ein Herzkranzgefäß betroffen oder sind gleich mehrere verengt? Wie stark ist der Gefäßdurchmesser reduziert? Dann die Frage: Liegt eine stabile oder eine instabile Angina pectoris vor? Patienten mit instabiler Angina pectoris, bei denen die Wandveränderungen in den Koronargefäßen einen „explosiven" Charakter besitzen, sind in hohem Maße infarktgefährdet.

Menschen, die bereits einen Infarkt erlitten haben, tragen ebenfalls ein hohes Risiko für einen – weiteren – Herzinfarkt. Sie brauchen deshalb das volle Herzschutzprogramm: Beta-Blocker plus ACE-Hemmer plus ASS plus Statin, so sehen es die medizinischen Leitlinien vor. Beta-Blocker senken den Sauerstoffbedarf des Herzens und verbessern gleichzeitig das Sauerstoffangebot. ACE-Hemmer, die in den ersten vier bis sechs Wochen nach einem akuten Infarkt gegeben werden, entlasten das Herz und verhindern ungünstige Gewebeveränderungen im infarktgeschädigten Herz. ASS wirkt der Bildung von Blutgerinnseln entgegen und Statine reduzieren zu viel LDL-Cholesterin im Blut. Mit diesem Kombinationspaket bekommt Ihr Herz den nach aktueller Kenntnis optimalen Schutz.

Entspannter ist die Lage, wenn jemand nur ab und zu beim Treppensteigen leichte Herzstiche verspürt. Keine Frage, auch in diesem Fall muss die KHK sehr ernst genommen und konsequent behandelt werden. Aber man wird die Latte nicht ganz so hoch hängen wie nach einem Infarkt oder bei instabiler Angina pectoris. In jedem Fall wird Ihr Arzt mit Ihnen die individuelle Behandlungsstrategie sehr genau besprechen. Er wird Ihnen erläutern, warum er Ihnen welche Medikamente verschreibt. Und er wird Sie natürlich über mögliche Nebenwirkungen aufklären.

Keine Wirkung ohne Nebenwirkung, das ist bei Medikamenten leider so. Grundsätzlich kann jedes Arzneimittel unerwünschte Wirkungen hervorrufen, wobei davon aber nicht jeder, der behandelt wird, betroffen ist. Die Häufigkeit von Nebenwirkungen ist sehr unterschiedlich und reicht von „sehr häufig" bis „extrem selten". Wenn Sie beim Aufklärungsgespräch etwas nicht verstehen, scheuen Sie sich nicht nachzufragen. Denn es geht um Ihre Gesundheit, und da soll keine Entscheidung über Ihren Kopf hinweg getroffen werden.

Treue ist wichtig

Wenn Sie in Grundzügen verstehen, wofür die verschiedenen Medikamente gut sind, wird Ihnen die richtige Anwendung leichter fallen. Eigentlich ist es eine Binsenweisheit: Die besten Arznei-

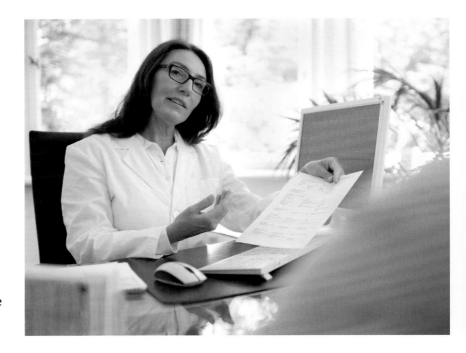

Es ist ganz wichtig, dass Patienten ihre Medikamente genauso anwenden, wie sie es erklärt bekommen

mittel können nur wirken, wenn der Patient sie auch wirklich einnimmt. In dieser Hinsicht läuft jedoch einiges schief. Ein Großteil aller verordneten Arzneimittel landet auf dem Müll. Das betrifft Tabletten ebenso wie andere Darreichungsformen (z. B. Tropfen, Sprays oder Wirkstoffpflaster). Und das betrifft unter vielen anderen Krankheiten auch die KHK.

Patienten wenden Medikamente nicht so an, wie der Arzt es ihnen erklärt hat, oder sie setzen Medikamente ab, ohne es mit ihrem Arzt zu besprechen. Das hat unterschiedliche Gründe: Medikamente gegen Bluthochdruck zum Beispiel werden oft weggelassen, weil ein hoher Blutdruck lange Zeit keine Beschwerden macht. „Wenn ich keine Beschwerden habe, dann brauche ich auch keine Therapie", so denken viele Patienten. Laien fällt es oft schwer zu verstehen, dass manche Medikamente vorbeugend gegeben werden, um Folgekomplikationen – beim Hochdruck vor allem einen Herzinfarkt – zu verhindern.

Auch Nebenwirkungen sind ein Grund, warum Patienten verordnete Medikamente eigenmächtig absetzen. Tun Sie das bitte nicht!

Falls Sie unerwünschte Wirkungen bemerken, sprechen Sie zeitnah mit Ihrem Arzt. Er weiß, was zu tun ist. Oft muss nur die Dosis verändert werden und die Nebenwirkungen verschwinden. Oder er setzt das Medikament ab, stellt aber gleichzeitig auf ein anderes Medikament um, sodass ein lückenloser Schutz gewährleistet ist.

Sie und Ihr Arzt sind Partner. Und wie in jeder guten Ehe sind Verlässlichkeit und Treue ganz wichtig, damit die Partnerschaft funktioniert und gemeinsame Ziele erreicht werden. Tatsächlich wird das Einhalten der Therapievereinbarungen durch den Patienten als Therapietreue oder Adhärenz bezeichnet. Ziel ist ein erfolgreiches Management der KHK. Ihr Arzt wird Ihnen Vorschläge unterbreiten, wie sich dieses Ziel erreichen lässt. Und Ihr Part ist es, die getroffenen Vereinbarungen umzusetzen. Darauf sollte sich Ihr Arzt verlassen können. Wobei es natürlich nicht darum geht, dem Arzt einen Gefallen zu tun. Wer (therapie)treu ist, tut sich selbst einen Gefallen.

Wie Sie Medikamente zeitlich richtig einnehmen

Für Medikamente gibt es Einnahmezeiten. Es ist sinnvoll, sich daran zu halten, damit sie richtig wirken. Viele Patienten wissen aber nicht, was sie genau bedeuten. Hier die Erklärung:

 nüchtern: eine halbe oder eine Stunde vor dem Essen bzw. zwei Stunden nach dem Essen

 vor dem Essen: eine halbe Stunde davor

 zum Essen: während der Mahlzeit oder unmittelbar danach

 nach dem Essen: unterschiedlich, daher Packungsbeilage beachten, meist eine Stunde danach

 unabhängig von den Mahlzeiten: unterschiedlich, daher Packungsbeilage beachten, meist eine Stunde danach

 Tipp: Medikamente am besten mit viel Flüssigkeit, z. B. einem Glas Leitungswasser, einnehmen.

Bypass oder Stent?

Stents – Gefäßstützen, die in verengte Gefäße eingesetzt werden – haben in den letzten Jahren einen Boom erlebt. Viele KHK-Patienten, die früher einen Bypass bekommen hätten, werden heute mit einem Stent versorgt. Man könnte fast meinen, die Bypass-Operation sei überflüssig geworden. Aber dieser Eindruck täuscht.

Zweifellos hat die Stent-Implantation den Vorteil, dass eine offene Herzchirurgie unter Vollnarkose vermieden werden kann. Zunächst wird ein Herzkatheter mit einem aufblasbaren Ballon an der Spitze – von der Leiste oder dem Handgelenk aus – bis zum

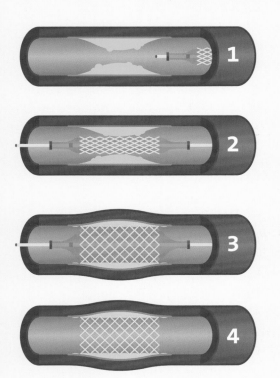

Herzen vorgeschoben (1) und im verengten Herzkranzgefäß platziert (2). Dann wird die Engstelle mithilfe des Ballons geweitet (3). Und anschließend wird die aus einem feinen Metallgeflecht bestehende Gefäßstütze platziert, die das Gefäß offen halten soll (4). In der medizinischen Fachsprache heißt dieses Verfahren Perkutane Coronare Intervention, kurz PCI. Damit am neu eingesetzten Stent keine Blutplättchen hängenbleiben und zum (erneuten) Gefäßverschluss führen, erhalten die Patienten nach der PCI eine Zeit lang zwei Plättchenhemmer im Doppelpack.

Die Bypass-Operation hat andererseits den Vorteil, dass sie deutlich länger und umfassender erprobt ist. Es ist realistisch, dass eine Bypass-Operation über einen

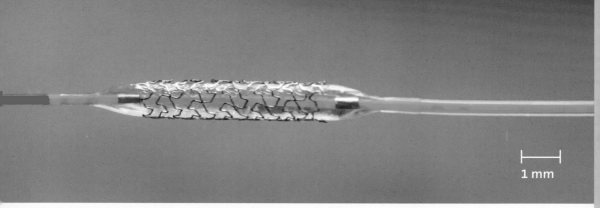

1 mm

Zeitraum von 20 Jahren Beschwerdefreiheit „bescheren" kann. Für die Stent-Implantation dagegen liegen entsprechende Langzeitdaten derzeit nicht vor. Vor diesem Hintergrund sollte die Entscheidung „Bypass oder Stent?" in jedem Einzelfall sehr sorgfältig geprüft werden, wobei Hausarzt, Kardiologe und Herzchirurg sich eng abstimmen sollten.

Ein- und Zwei-Gefäßerkrankungen können in der Regel gut mit einem Stent behandelt werden. Es gibt aber auch Patienten, die nach wie vor mit der klassischen Bypass-Operation besser fahren. Wenn zum Beispiel mehrere Herzkranzgefäße oder lange Gefäßabschnitte durch Arteriosklerose verengt sind, dann ist das ein Fall für den Herzchirurgen. Er stellt aus körpereigenen Arterien und Venen neue Herzkranzgefäße her, die ähnlich funktionieren wie Umgehungsstraßen bei einem Stau auf der Autobahn. Das Herz wird dank dem Bypass wieder ausreichend mit Sauerstoff versorgt. Lebensqualität und Prognose der Patienten verbessern sich.

Nach einer Bypass-OP oder einer Stent-Implantation sind die Beschwerden oft wie weggezaubert. Deshalb glauben viele Patienten, sie seien geheilt. Aber das stimmt leider nicht. Die Koronare Herzkrankheit besteht nach dem Eingriff weiter und kann an gleicher oder anderer Stelle zu neuen Gefäßverengungen führen. Das ist nach einer Bypass-Operation nicht anders als bei der Stent-Implantation. Um ein Fortschreiten der Arteriosklerose zu verhindern, ist deshalb nach beiden Eingriffen weiter eine medikamentöse Behandlung erforderlich. Und auch ein gesundheitsbewusster Lebensstil wird durch Stent-Implantation oder Bypass-OP nicht überflüssig. Vielmehr kann er entscheidend dazu beitragen, die durch den Eingriff erzielte gute Gefäßsituation zu erhalten.

AOK-Curaplan KHK
Geprüft und für gut befunden

Das Disease Management Programm AOK-Curaplan basiert auf den Grundsätzen der evidenzbasierten Medizin. Das bedeutet: Ihr Arzt wird Sie so behandeln, wie es nach aktuellem Wissensstand optimal erscheint. Er wird bevorzugt Maßnahmen ergreifen, die umfassend geprüft und für gut befunden worden sind. Das gilt für Arzneimittel ebenso wie für nicht-medikamentöse Methoden. Andererseits wird natürlich nicht nach „Schema F" therapiert. Kompetenz und Erfahrung der DMP-Ärzte garantieren Therapie-entscheidungen, die auf einem sicheren Fundament stehen und gleichzeitig immer den Besonderheiten des individuellen Patienten Rechnung tragen. Und auch Sie selbst haben natürlich ein Mitspracherecht.

Wenn es um die Prüfung neuer Behandlungsmethoden geht, gelten randomisierte Doppelblindstudien als „das Gelbe vom Ei": In diesen Studien werden zwei vergleichbare Patientengruppen gebildet, die nach dem Zufallsprinzip entweder das Prüfmedikament oder ein Vergleichsmedikament erhalten. Das Vergleichsmedikament kann ein Placebo (Scheinmedikament) sein oder ein Medikament, das sich bei der jeweiligen Erkrankung bereits bewährt hat. Das Prüfmedikament muss in jedem Fall besser sein als das Placebo. Und wenn es sich sogar gegenüber der bewährten Standardtherapie als überlegen erweist, umso besser.

Je mehr Patienten in klinischen Studien unter kontrollierten Bedingungen mit einem Medikament behandelt wurden, desto sicherer ist das Fundament, auf dem eine Therapie steht. Bei chronischen Erkrankungen wie der KHK kommt es außerdem darauf an, wie lang die Zeiträume sind, die in Studien überblickt werden. Ob ein Medikament geeignet ist, Angina-pectoris-Beschwerden zu bessern, wird sich schon nach kurzer Zeit herausstellen. Ob eine Therapie jedoch in der Lage ist, das Herzinfarktrisiko zu senken, das lässt sich erst durch Langzeitstudien über mehrere Jahre herausfinden. Im Programm AOK-Curaplan haben Therapien, zu denen es überzeugende Langzeitdaten gibt, einen vorrangigen Stellenwert.

6 | Selbst- management

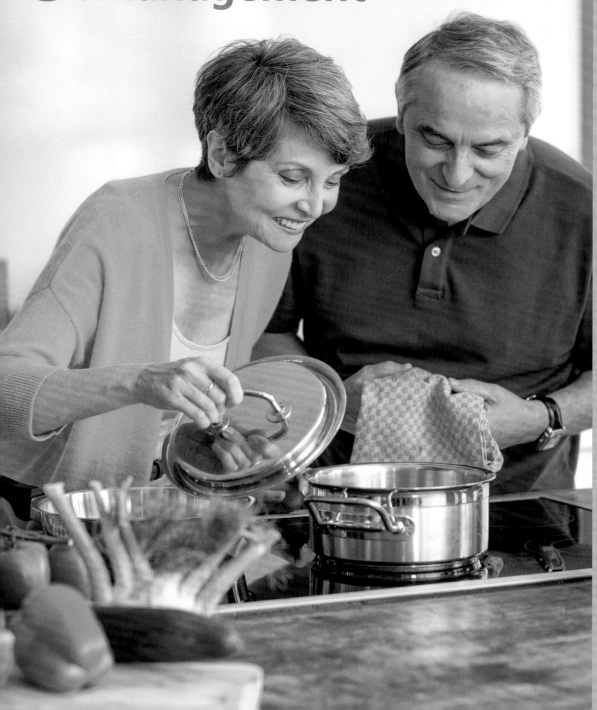

Selbstmanagement

Sie können selbst viel für Ihr Herz tun

Der Lebensstil ist ganz entscheidend für ein erfolgreiches Management der KHK. Selbstmanagement ist das Stichwort. Aber keine Angst: Sie müssen Ihr Leben nicht völlig umkrempeln. Mit einigen gezielten Maßnahmen lässt sich viel erreichen.

„Gesundheit ist nicht alles, aber ohne Gesundheit ist alles nichts." Vielleicht haben Sie diesen Spruch schon einmal gehört? Wie viel Wahrheit darin steckt, das erkennt man oft erst, wenn die Gesundheit in Gefahr gerät. Dann erst denken viele Menschen darüber nach, was sie für die eigene Gesundheit zu tun bereit wären. Haben Sie sich das schon einmal überlegt: Inwieweit wäre ich bereit, meinen Lebensstil zu ändern, wenn ich dadurch mein Herz vor einem Infarkt schützen könnte?

Sie haben recht: Gewohnte Verhaltensweisen aufzugeben, ist wirklich nicht leicht. „Was Hänschen nicht lernt, lernt Hans nimmermehr", sagt man. Doch darauf sollten Sie nicht pochen, denn diese Aussage stimmt so nicht. Erwachsene sind sehr wohl in der Lage, dazuzulernen und umzulernen. Entscheidend ist die Motivation. Und was wäre eine bessere Motivation als die Aussicht, sich langfristig – trotz Koronarer Herzkrankheit – eine gute Lebensqualität zu erhalten?

Es geht um Ihre Zukunft
Sie werden erstaunt sein, wenn Sie erfahren, wie viel sich durch – überschaubare – gezielte Änderungen des Lebensstils erreichen

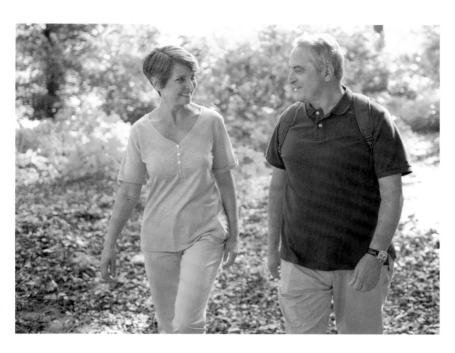

Regelmäßige Spaziergänge in schöner Natur machen gute Laune und halten fit

lässt. Eigentlich ist ein gesundheitsbewusster Lebensstil das A und O. Mit Medikamenten allein ist chronischen Erkrankungen wie der Koronaren Herzkrankheit schwer beizukommen. Es gibt nicht wenige KHK-Patienten, die denken: Mein Arzt wird das schon richten. Doch ganz so einfach ist es nicht. Zwar gelingt es mit einer mehrgleisigen medikamentösen Strategie, die Angina pectoris in den Griff zu bekommen und das Herz zu schützen. Ein Restrisiko aber bleibt. Mit einem gesundheitsbewussten Lebensstil optimieren Sie ganz klar Ihre Chancen auf langfristiges Wohlbefinden ohne einschneidende Einbußen an Lebensqualität.

Worum geht es konkret: Es geht in erster Linie um gesundheitsbewusste Ernährung, regelmäßige Bewegung und Verzicht auf Zigaretten. Viele von Ihnen werden lange Gesichter machen bei diesen Aussichten. Es ist doch so gemütlich vor dem Fernseher mit einem Bierchen und einer Tüte Chips. Zugegeben, das kann recht gemütlich sein. Ungemütlich wird es nur – und zwar für Ihre Gesundheit – wenn Sie Ihre Freizeit fast ausschließlich auf der Couch verbringen.

Radikale Änderungen müssen nicht sein

Es geht immer um das rechte Maß. Wenn von gesundem Lebensstil die Rede ist, bedeutet das nicht, dass Sie Ihr Leben völlig umkrempeln sollen. Nehmen Sie Ihren Lebensstil doch erst einmal genau unter die Lupe. Vielen Menschen ist gar nicht bewusst, dass sie mit ihrem Verhalten ihre Gesundheit aufs Spiel setzen. Also: Was essen Sie typischerweise an einem Tag? Wie sieht es mit regelmäßiger Bewegung aus? Rauchen Sie und wenn ja, wie viel? Und auch Stress ist ein wichtiger Punkt.

Im nächsten Schritt stellt sich dann die Frage: Wo könnte ich ansetzen, um einem gesunden Lebensstil näherzukommen? Eigentlich sind es zwei Fragen, die jeder ganz persönlich für sich beantworten muss: Was ließe sich grundsätzlich ändern? So lautet die erste Frage. Aber noch wichtiger ist die zweite Frage: Bei welchen Verhaltensänderungen bestehen gute Chancen, dass ich auch wirklich auf Dauer dabeibleibe?

Das rechte Maß finden

Denn darum geht's: das eigene Verhalten auf Dauer zu ändern. Halbherzigkeit bringt Ihrem Herzen gar nichts. Die neuen Verhaltensweisen sollten Ihnen mit der Zeit in Fleisch und Blut übergehen. Oft jedoch werden gute Vorsätze über kurz oder lang wieder aufgegeben. Das ist eine Erfahrung, die viele Menschen machen, die sich vorgenommen haben, mehr für ihre Gesundheit zu tun. Und häufig liegt es an zu hoch gesteckten Zielen. Nimmt man sich zu viel vor, ist das Scheitern programmiert. Ein Sportmuffel wird nicht zum Leistungssportler. Das ist unrealistisch und auch gar nicht erforderlich. Ein Sportmuffel kann aber sehr wohl Spaß daran finden, mehrmals die Woche einen ausgiebigen Spaziergang zu machen. Oder er kann sich vornehmen, das Auto öfter mal stehen zu lassen und sich stattdessen aufs Fahrrad zu schwingen. Das sind realistische Zielvorhaben.

Mit solchen – keineswegs radikalen – Veränderungen des Lebensstils lässt sich erstaunlich viel erreichen. Nur was das Rauchen anbetrifft, ist der radikale Abschied von alten Gewohnheiten erforderlich. Durch gezielte Änderungen des Speiseplans, ein paar tausend Schritte mehr und den Verzicht auf Zigaretten lässt sich das Fortschreiten der Koronaren Herzkrankheit ausbremsen. Und das hat spürbare Konsequenzen für Ihre Lebensqualität und verbessert Ihre Chancen auf ein langes Leben.

Ernährung
Gesund und trotzdem lecker – ja, das geht!

„Gesundes Essen schmeckt nicht." Das ist ein weit verbreitetes Vorurteil. Aber haben Sie dieses Vorurteil schon einmal überprüft? Und wussten Sie, dass die Mittelmeerküche mit ihren köstlichen Rezepten als vorbildlich gilt? Pizza und Pasta sind damit allerdings nicht gemeint.

Bei gesunder Ernährung denken viele an Rohkost und Müsli. Aber dieses Bild ist falsch. Wer schon gespeist hat wie ein echter Italie-

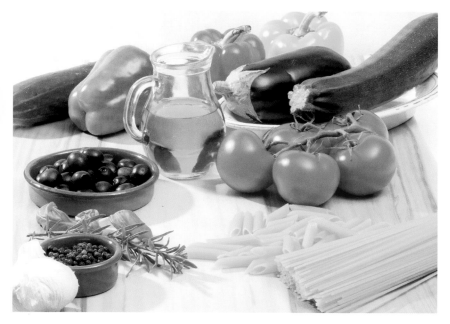

Die sogenannte Mittelmeerküche mit viel Gemüse gilt als vorbildlich und herzgesund

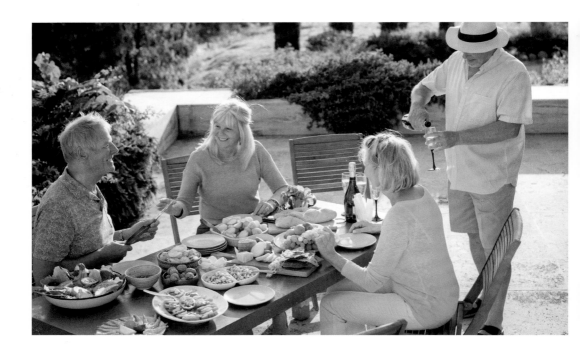

ner, der weiß, wie köstlich und vielseitig die Mittelmeerküche ist. Viele Gerichte der italienischen Speisekarte bestehen hauptsächlich aus frischem Gemüse, das in zahllosen Variationen angerichtet wird. Gemüse spielen in Italien wirklich eine Hauptrolle. Das ist etwas ganz anderes als die Erbsen und Möhrchen aus der Dose, die hierzulande gerne als Beilage zum Sonntagsbraten gereicht werden. Nichts gegen die deutsche Küche. Aber die eher stiefmütterliche Art, Gemüse zuzubereiten, dürfte wesentlich zum schlechtem Ansehen von Spinat, Paprika und Co. beitragen.

Bunte Vielfalt

Frische ist ein wichtiges Stichwort. Gemüse werden im Mittelmeerraum in aller Regel frisch zubereitet. Und auch viel frisches Obst wird dort verzehrt. In anderen mediterranen Ländern wie Spanien und Südfrankreich ist das ganz ähnlich. Nicht nur mit Vitaminen werden die Menschen dort bei dieser Art der Ernährung bestens versorgt. Obst und Gemüse enthalten eine Vielzahl weiterer Stoffen wie Mineralstoffe, die unser Körper braucht, um optimal zu funktionieren. Auch Pflanzenfarbstoffe, die Tomaten knallrot und

Die Ernährungspyramide

Mithilfe der Ernährungspyramide können Sie ganz leicht Ihren Speiseplan zusammenstellen

Extras – nicht jeden Tag: Süßes, Gebäck, Knabbereien, Softdrinks

Wenn Alkohol, dann wenig

Fette, Öle, Nüsse, Samen

Milch, Milchprodukte, Fisch, Geflügel, Eier

Brot, Nudeln, Reis aus Vollkorn, Vollkorngetreide, Kartoffeln

Obst, Salat, Gemüse, Hülsenfrüchte*

Wasser, Tee, Kaffee

Tägliche Bewegung und Gewichtskontrolle

Sparsam: Diese Lebensmittel dienen zum Verfeinern der Mahlzeit
Mäßig: Diese Lebensmittel vervollständigen die Mahlzeit
Reichlich: Daran können Sie sich satt essen

Ein Symbol bedeutet eine Portion. Eine Portion ist eine Handvoll, eine Portion Gemüse sind zwei Hände voll. Zwei Esslöffel Öl oder Nüsse sind eine Portion.

* Hülsenfrüchte enthalten viel Stärke. Sie können deshalb auch bei den Kartoffeln eingeordnet werden.

Möhren orange färben, zählen zu den gesunden Inhaltsstoffen von Obst und Gemüse.

Ein weiterer Grund, warum die Mittelmeerküche als so besonders empfehlenswert gilt, ist ihr hoher Anteil an gesunden Fetten. „Gesunde Fette?", werden Sie fragen. „Da habe ich aber etwas ganz anderes gehört." Stimmt, Fette wurden lange Zeit pauschal als gesundheitsschädlich angeprangert – vor allem mit Blick auf die

Der gesunde Teller

Verwenden Sie gesunde Öle wie Oliven- und Rapsöl zum Kochen, für den Salat und auf dem Tisch. Begrenzen Sie den Verzehr von Butter. Vermeiden Sie Trans-Fettsäuren.

Gemüse: Je mehr Gemüse – und je größer die Abwechslung –, desto besser. Kartoffeln und Pommes frites zählen nicht zum Gemüse.

Getränke: Trinken Sie Wasser, Tee oder Kaffee (mit wenig oder ganz ohne Zucker), aber nur wenig Saft (1 kleines Glas täglich). Meiden Sie gesüßte Getränke.

Milchprodukte: Begrenzen Sie den Verzehr von Milch und Milchprodukten (1 bis 2 Portionen pro Tag).

Vollkornprodukte: Essen Sie Vollkornprodukte (wie Vollkornreis, -brot und -nudeln). Begrenzen Sie den Verzehr von stark verarbeiteten Getreideprodukten (wie weißem Reis und Weißbrot).

Gesunde Proteine/Eiweiß: Wählen Sie Fisch, Geflügel, Hülsenfrüchte (wie Bohnen, Erbsen und Linsen) und Nüsse. Begrenzen Sie den Verzehr von rotem Fleisch. Vermeiden Sie Schinken, Aufschnitt und andere verarbeitete Fleischprodukte.

Gesundheit von Herz und Gefäßen. Doch inzwischen weiß man es besser: Man darf nicht alle Fette in einen Topf werfen. In der Tat gibt es Fette, die man nur in geringen Mengen zu sich nehmen sollte. Diese Nahrungsfette, die vor allem in Fleisch und Wurst stecken, erhöhen das Risiko arteriosklerose-bedingter Gefäßverengungen. Es gibt aber auch Fette, die wir brauchen, um gesund zu bleiben. Speziell auf die Gesundheit von Herz und Gefäßen haben diese guten Fette einen positiven Einfluss.

Diese Fette sind gesund

Das Zünglein an der Waage ist der Gehalt an mehrfach ungesättigten Fettsäuren. Er entscheidet darüber, ob ein Fett als gut oder schlecht einzustufen ist. Bei vielen Prozessen, die in unserem Körper ablaufen, werden mehrfach ungesättigte Fettsäuren gebraucht. Unser Körper kann sie aber nicht selbst herstellen. Deshalb müssen wir mehrfach ungesättigte Fettsäuren in ausreichender Menge mit der Nahrung zu uns nehmen. Vor allem Omega-3-Fettsäuren sind wichtig.

Reich an mehrfach ungesättigten Fetten sind pflanzliche Öle, manche Fischsorten sowie Nüsse. Rapsöl, Walnussöl und Leinöl enthalten besonders viele Omega-3-Fettsäuren und sollten in der Küche bevorzugt zum Einsatz kommen. Sonnenblumenöl und Maiskeimöl sind gute Quellen für Omega-6-Fettsäuren. Sie sollten sparsamer verwendet werden, damit das Mischungsverhältnis zwischen Omega-3- und Omega-6-Fettsäuren stimmt. Lieferanten für Omega-3-Fettsäuren sind außerdem Kaltwasserfische wie Lachs, Makrele, Hering, Thunfisch und Sardine, die am besten frisch zubereitet werden. Auch in dieser Hinsicht kann die Mittelmeerküche als vorbildlich gelten: Oft steht frischer Fisch auf dem Speiseplan. Und angerichtet werden die Speisen mit Olivenöl und anderen wertvollen Ölen.

Und was bringt das?

„Schön und gut", werden Sie sagen. „Aber was bringt mir das konkret, wenn ich mich ähnlich wie die Italiener oder Südfranzosen ernähre?" Das bringt Ihnen viel. Bereits in den 1960er-Jahren hat die Sieben-Länder-Studie gezeigt, dass Herz-Kreislauf-Erkrankungen im Mittelmeerraum sehr viel seltener sind. Die Menschen dort haben – etwa im Vergleich zu US-Amerikanern – eine deutlich höhere Lebenserwartung. Inzwischen gibt es eine Vielzahl von Studien, die alle in die gleiche Richtung weisen. Dabei dürften unterschiedliche Aspekte der mediterranen Ernährung zum Tragen kommen, von denen einer die gute Versorgung mit Omega-3-Fettsäuren ist. Und auch für Obst und Gemüse gibt es entsprechende Daten zum positiven Einfluss auf das kardiovaskuläre Risiko. Zwei große Studien, in denen rund 85.000 anfangs gesunde Frauen und Männer über Jahrzehnte hinweg beobachtet wurden, kam zu folgendem Ergebnis: Wenn regelmäßig viel frisches Obst und Gemüse auf dem Speiseplan stehen, ist das Risiko, eine Koronare Herzkrankheit zu entwickeln, um 20 Prozent reduziert.

Die meisten Deutschen sind Obst- und Gemüsemuffel. Das hat eine Erhebung gezeigt, in der das Ernährungsverhalten von Menschen zwischen 14 und 80 Jahren genauer unter die Lupe genommen wurde. Und wie sieht es mit Ihnen aus? Essen Sie regelmäßig frisches Obst und nährstoffschonend zubereitetes Gemüse? Laut der Deutschen Gesellschaft für Ernährung sollten es täglich mindestens zwei Handvoll Früchte und drei Handvoll Gemüse sein, wobei die empfohlenen Mengen nicht in Stein gemeißelt sind.

Also Hand aufs Herz: Sind Sie noch ein Deutscher oder schon ein Italiener, wenn es ums Essen geht? Ganz im Ernst, probieren Sie die italienische Küche doch einfach mal zu Hause aus! Gute Kochbücher finden Sie im Buchhandel. Und dann kann es losgehen: Gemüse als Hauptmahlzeit, köstlich zubereitet mit frischen Kräutern und aromatischen Ölen. Mal mit Fisch, ab und zu mit Fleisch oder auch ganz pur. Kosten Sie sich durch die Vielfalt der italienischen Küche und lassen Sie sich auf neue Geschmackserlebnisse ein! Und wenn Sie Lust auf die gute deutsche Küche haben: Am Sonntag darf es gerne auch mal ein Schweinebraten mit Rotkraut und Knödeln sein.

Realistische Ziele setzen
Abnehmen ist kein Zuckerschlecken

Viele Übergewichtige, wissen, dass es ihnen guttun würde, abzunehmen. Oft haben sie sogar schon diverse Abspeckversuche hinter sich – jedoch ohne durchschlagenden Erfolg. Denn Abnehmen ist wirklich kein Zuckerschlecken. Abnehmen ist richtig schwer. Deshalb brauchen Abnehmwillige Unterstützung.

Eigentlich klingt es ganz einfach: Die Kalorienmenge, die man pro Tag zu sich nimmt, muss niedriger sein als die Kalorienmenge, die man verbraucht. Das, was dem Körper dann an Energie fehlt, holt er sich aus den Fettreserven. Das Gewicht geht runter. Soweit die Theorie.

In der Praxis allerdings ist Abnehmen weit mehr als eine leichte Rechenaufgabe. Denn Abnehmwillige haben mit einigen Widerständen zu kämpfen. Erstens sind da die gewohnten Verhaltensmuster, die eine große Macht besitzen und schwer zu durchbrechen sind. Zweitens geht die Gewichtsabnahme oft frustrierend langsam voran. Zwischendurch kann es sogar passieren, dass der Zeiger der Waage trotz Diät tagelang auf der Stelle stehen bleibt. Das liegt daran, dass der Körper in „Notzeiten" seinen Kalorienbedarf herunterfährt. Problematisch ist zudem, dass der Körper nicht nur die Speckpölsterchen angreift, wenn er nicht genug zu essen bekommt. Er baut auch Muskelmasse ab.

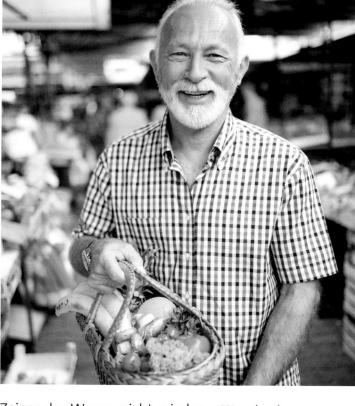

Hat man dann endlich das Wunschgewicht erreicht, muss man höllisch aufpassen, dass der Zeiger der Waage nicht wieder nach oben schnellt. Der vielzitierte Jo-Jo-Effekt! Erst geht das Gewicht runter, dann wieder rauf, bei der nächsten Diät wieder runter usw. Das hat damit zu tun, dass der Körper lernt, sparsamer mit Kalorien umzugehen. Wird das Nahrungsangebot nach der Diät gesteigert, kommt man deshalb leicht in eine positive Energiebilanz: Man nimmt mehr Kalorien auf, als man verbraucht. Begierig verwerten die Fettzellen jede überschüssige Kalorie und wachsen wieder an. Sie sind nämlich während des Abnehmens nicht etwa verschwunden, sondern lediglich geschrumpft.

Wer abnehmen möchte, sollte seine Ernährungsgewohnheiten umstellen und täglich frische gesunde Lebensmittel einkaufen

Den Jo-Jo-Effekt austricksen

Angesichts dieses Szenarios muss man beim Abnehmen wohlüberlegt vorgehen. Wenn es um mehr als ein, zwei Kilo geht, sollten Sie sich zunächst einmal klarmachen, dass Sie nicht in kurzer Zeit ans

Ziel kommen werden. Abspecken erfordert Geduld. Ganz falsch ist es, auf Crash-Diäten zu setzen, um die Gewichtsabnahme zu beschleunigen. Das funktioniert nicht. Im Gegenteil: Bei Crash-Diäten ist der Jo-Jo-Effekt besonders ausgeprägt und die verlorenen Kilos sind ganz schnell wieder drauf.

Diät ist überhaupt ein missverständlicher Begriff. Wenn Sie abnehmen und Ihr Wunschgewicht anschließend auch halten wollen, ist eine zeitlich begrenzte Diät die falsche Strategie. Sie müssen Ihre Ernährung vielmehr auf Dauer umstellen. Wenn Sie Ihr Ziel erreicht haben, dürfen Sie zwar wieder mehr essen. Sie dürfen aber nicht im alten Stil weitermachen. Auch das sollte Ihnen klar sein, wenn Sie beschließen, abzunehmen. Und noch etwas ist ganz wichtig: Wer abnehmen möchte, sollte nicht nur weniger essen, sondern sich gleichzeitig mehr bewegen. So wird die Energiebilanz von zwei Seiten in die Zange genommen. Außerdem wirkt körperliches Training einem Muskelabbau entgegen.

Also lassen Sie es langsam angehen. Formulieren Sie – am besten gemeinsam mit einem Coach – ein realistisches Etappenziel, das Sie in einem überschaubaren Zeitraum tatsächlich erreichen können. Anschließend starten Sie dann zur nächsten Etappe. Sie sollten sich einen Coach suchen, der Sie gut motivieren kann. Das kann Ihr Arzt sein, aber auch ein anderer Profi, der sich mit Gewichtsreduktion auskennt. Dem Coach kommt die Aufgabe zu, Sie bei Ihrem „Abnehm-Marathon" anzufeuern. Und er kann Ihnen nützliche Tipps geben. Ein Tipp, der sich bewährt hat, lautet: Kaufen Sie nicht auf Vorrat ein, sondern idealerweise immer nur für einen Tag, und legen Sie nicht mehr in den Einkaufswagen, als auf Ihrem Speisezettel steht. Führen Sie sich gar nicht erst in Versuchung, indem Sie attraktive Nahrungsmittel im Schrank deponieren. Und noch ein Tipp: Steigen Sie nicht jeden Tag auf die Waage. Das kann unnötig frustrierend sein, weil das Gewicht manchmal auf der Stelle tritt. Eine Gewichtskontrolle pro Woche ist eine gute Hausnummer. Dann ist Ihnen in aller Regel ein Erfolgserlebnis sicher, das Sie zum Weitermachen motiviert.

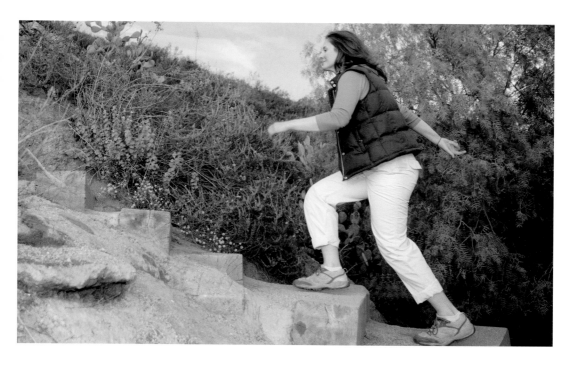

In Bewegung bleiben

Was ist empfehlenswert?
Was ist erlaubt?

Viele KHK-Patienten sind unsicher, was sie sich sportlich zutrauen können. Auch für KHK-Patienten, die vor der Diagnose keinen Sport getrieben haben, wird körperliches Training jetzt zum Thema. Denn regelmäßige Bewegung ist gut für Ihr Herz.

Da Angina-pectoris-Beschwerden vor allem bei körperlicher Anstrengung auftreten, liegt es nahe, sich zu schonen. Das aber wäre ganz falsch. Denn regelmäßige Bewegung ist ein wichtiger Baustein des erfolgreichen KHK-Selbstmanagements. Sogar KHK-Patienten mit einem geschwächten Herzen wird angeleiteter Sport empfohlen, um Herzfunktion und körperliche Leistungsfähigkeit zu verbessern.

Treppensteigen ist ein gutes Fitnesstraining. Das gilt auch für KHK-Patienten, sofern keine Beschwerden auftreten

85

Und was ist mit Sex?

Auch „im Bett" machen sich KHK-Patienten Sorgen um ihre Leistungsfähigkeit: Ist Sex jetzt zu anstrengend für mich? Gibt es ab sofort nur noch Kuschelsex? Muss ich sonst mit einem Infarkt rechnen? Solche Fragen gehen Männern und auch Frauen durch den Kopf, nachdem bei ihnen eine KHK diagnostiziert wurde. In der Regel sind solche Ängste unbegründet, wenn Sie im Alltag normal belastbar sind. Es ist sicher schwierig, in puncto Sex pauschale Empfehlungen auszusprechen. Aber Sie sollten nicht zu ängstlich sein, denn das schadet Ihrer sexuellen Erlebnisfähigkeit. Entwickeln Sie ein Gefühl für die Signale Ihres Körpers. Und um auf Nummer sicher zu gehen, deponieren Sie am besten Ihr Nitrospray in Reichweite. Wenn Sie allerdings ein potenzsteigerndes Mittel (PDE-5-Hemmer) einnehmen, dann dürfen Sie keine Nitropräparate anwenden. Wegen möglicher Wechselwirkungen könnte das nämlich lebensgefährlich sein.

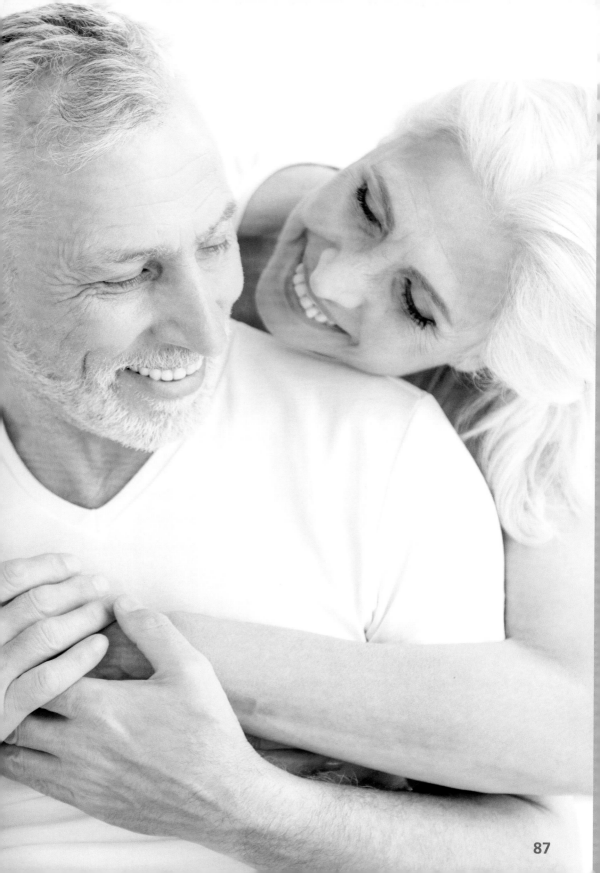

Vorher durchchecken lassen

Allerdings sollten KHK-Patienten nicht aufs Geratewohl lossprinten oder losradeln. Egal, welche sportlichen Aktivitäten geplant sind, Sie sollten immer vorher Ihre körperliche Belastbarkeit überprüfen lassen. Wichtige Informationen liefert das Belastungs-EKG auf dem Fahrrad- oder Laufbandergometer. Bei stufenweiser Erhöhung des Widerstands kann Ihr Arzt am EKG verfolgen, ob Ihr Herz problemlos arbeitet bzw. wann es Anzeichen eines Sauerstoffmangels zeigt. Auf der Basis dieses und anderer Tests kann er dann Empfehlungen ableiten, welche Sportart in welcher Intensität geeignet erscheint. Die Deutsche Herzstiftung rät, die Belastungsintensität so auszurichten, dass während des Trainings ein entspanntes Gespräch möglich ist oder wäre. Ins Schwitzen sollten Sie dabei aber schon kommen.

Und noch etwas ist ganz wichtig: Vor Beginn des Trainings sollten Sie medikamentös optimal eingestellt sein. Idealerweise treten im Alltag keine Angina-pectoris-Beschwerden auf. Dass Sie beim Sport Ihr Nitrospray immer griffbereit haben sollten, versteht sich von selbst. Auch Ihr Blutdruck sollte gut eingestellt sein und am besten vor jedem Training kontrolliert werden. Mit Werten über 160/95 mmHg sollten Sie laut der Deutschen Herzstiftung nicht mit dem Sport beginnen.

Empfohlen werden Ausdauersportarten wie Joggen, Radfahren und Schwimmen. Auch Spazierengehen in flottem Tempo gilt durchaus als Sport, falls Ihnen das lieber ist. Idealerweise sollten Sie täglich 30 Minuten körperlich aktiv sein und dabei rund 3.000 Schritte tun. Schon nach einigen Trainingseinheiten führt Ausdauersport in der Regel dazu, dass sich die Leistungsfähigkeit im Alltag spürbar verbessert. Und ein weiteres Plus: Ausdauersport kann jeder. Im Unterschied etwa zu Ballsportarten braucht man keine Technik zu erlernen und muss nicht erst lange üben. Man schwingt sich auf den Sattel und los geht es. Wenn Sie es schaffen, mehrmals die Woche mindestens eine halbe Stunde zu radeln oder spazieren zu gehen, wäre das super. Zusätzlich könnten Sie noch versuchen, die Schrittzahl im Alltag zu steigern. Also: Zum Briefkasten laufen statt mit dem Auto fahren. Die Treppe nehmen und nicht den Aufzug. Seien Sie kreativ – und konsequent.

Spaß in der Gruppe

Ganz wichtig beim Sport: Sie sollten eine Art der Bewegung finden, die Ihnen wirklich Spaß macht. Zwingen sollten Sie sich zu gar nichts, und wenn es noch so gesund wäre. Sie würden nicht lange durchhalten, wenn Sie jedes Mal erst innere Hürden überwinden müssten, bevor Sie sich in Bewegung setzen. Manchen Menschen macht der Sport gleich mehr Spaß, wenn sie in Gesellschaft sind. Vielleicht gibt es ja einen Freund, der Sie gerne auf regelmäßigen Radtouren begleiten würde? Oder Sie trommeln Ihre Freundinnen zusammen und gehen – vor dem Kaffeeklatsch – erst einmal gemeinsam zum Schwimmen.

Wenn Sie bereits einen Herzinfarkt erlitten haben und/oder mit einem Bypass bzw. Stent versorgt wurden, empfiehlt sich Sport unter professioneller Anleitung. Nach einem akuten Herzinfarkt gilt das zumindest für eine gewisse Zeit, bis Sie ein Gefühl dafür

Aquasport – Bewegung im Wasser – trainiert die Ausdauer ohne große Belastung

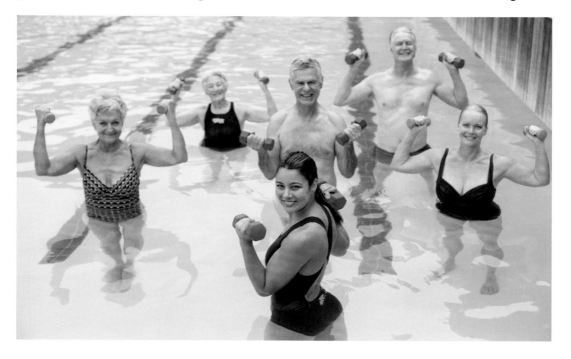

entwickelt haben, was Sie sich zutrauen können. Bei chronischen Herzproblemen wie einer chronischen Herzschwäche ist die Begleitung durch einen Profi auf Dauer zu empfehlen. Herzgruppen, die sich deutschlandweit etabliert haben, sind eine gute Adresse. Die Bewegungsprogramme sind auf Herzpatienten zugeschnitten, wobei Ausdauertraining und niedrig dosiertes Krafttraining kombiniert werden. Ein qualifizierter Trainer steht Ihnen bei diesen Sporttreffs zur Seite und hat Ihr Wohlbefinden immer im Auge.

Mit dem Rauchen aufhören
Yes, you can!

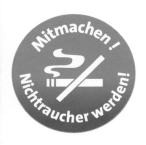

Während in puncto Ernährung und Bewegung bereits die teilweise Annäherung an einen gesunden Lebensstil etwas bringt, ist beim Rauchen der totale Verzicht das einzig Wahre. Auch eine Zigarette pro Tag ist eine zu viel.

Nikotin, der Hauptwirkstoff des Zigarettenrauchs, ist pures Gift. Sie inhalieren Gift, wenn Sie rauchen. Das sollten Sie sich immer wieder so knallhart sagen. Nikotin greift nicht nur Bronchien und Lunge an, auch die Blutgefäße werden durch Nikotin geschädigt. Wenn Sie Raucher sind, ist davon auszugehen, dass der Zigarettenqualm maßgeblich an der Entstehung Ihrer Koronaren Herzkrankheit beteiligt war. Und er wird dazu beitragen, dass die Arteriosklerose in Ihren Herzkranzgefäßen weiter fortschreitet, wenn Sie nicht mit dem Rauchen aufhören.

Aufhören ist schwer. Das steht außer Frage, denn Nikotin ist ein starkes Suchtmittel. Die Nikotinsucht ist schwerer zu durchbrechen als die Sucht nach Heroin und Kokain. Trotzdem kann man es schaffen, das haben schon Millionen von Menschen bewiesen. Und Sie schaffen das auch, wenn Sie es wirklich wollen. Yes, you can!

Fragwürdige Glücksgefühle
Was vielen gar nicht so klar ist: Wer lange Zeit viel raucht, wird doppelt abhängig: Einerseits gewöhnt sich der Körper an das Niko-

tin und reagiert mit Entzugserscheinungen, wenn ihm das Nikotin entzogen wird. Zum anderen entwickelt sich aber auch eine psychische Abhängigkeit. Das Rauchen ist mit einem positiven Kick verbunden, denn es aktiviert das Belohnungszentrum im Gehirn. Das Gehirn lernt schnell, dass der Glimmstängel der Ursprung der „Glücksgefühle" ist und verlangt nach mehr. Immer wieder möchte man den Kick erleben und benutzt ihn, um schlechte Stimmungen oder Stress zu entschärfen. Der Griff zur Zigarette wird zum Ritual, das kaum noch der bewussten Kontrolle unterliegt, sondern sich fast automatisch vollzieht.

Wer mit dem Rauchen aufhören will, muss sich also aus der körperlichen und der psychischen Abhängigkeit befreien. Die körperlichen Entzugserscheinungen, zu denen Nervosität, Schlafstörun-

Rauchstopp lohnt sich

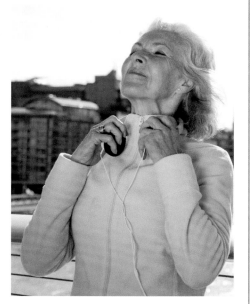

- 12 Stunden nach der letzten Zigarette werden alle Organe wieder besser mit Sauerstoff versorgt.

- Nach 2 Wochen bis 3 Monaten hat sich die Lungenfunktion verbessert.

- Nach 1 bis 9 Monaten sind Hustenanfälle und Kurzatmigkeit zurückgegangen und die Infektionsgefahr hat sich verringert.

- Nach 1 Jahr hat sich das Risiko für eine Koronare Herzkrankheit um die Hälfte reduziert.

- Nach 5 Jahren ist das Risiko für eine Krebserkrankung in Mundhöhle, Rachen, Speiseröhre und Harnblase um die Hälfte gesunken.

- Nach 10 Jahren hat sich das Risiko, an Lungenkrebs zu sterben, etwa halbiert.

- Nach 15 Jahren ist das Risiko für eine Koronare Herzkrankheit im Vergleich zu einem lebenslangen Nichtraucher nicht mehr erhöht.

gen, depressive Verstimmung und ein gesteigerter Appetit zählen, sind unangenehm, aber zeitlich auf wenige Wochen begrenzt. Auch erlebt längst nicht jeder das volle Programm. Das Ausmaß der Entzugserscheinungen ist von Raucher zu Raucher sehr unterschiedlich und lässt sich nicht vorhersagen.

Durch Nikotinersatzpräparate lassen sich die Entzugssymptome abmildern. Der positive Kick bleibt bei Anwendung dieser Präparate aus, da das Nikotin nicht so schnell anflutet wie beim Inhalieren des Zigarettenrauchs. Nikotin-Kaugummis und -Lutschtabletten sind in erster Linie für Raucher geeignet, die weniger als 15 Zigaretten am Tag rauchen. Wer sich dagegen eine nach der anderen ansteckt, wird wahrscheinlich besser mit einem Nikotinpflaster zurechtkommen, aus dem der Wirkstoff kontinuierlich rund um die Uhr freigesetzt wird. Nikotinersatzpräparate sind rezeptfrei in Apotheken erhältlich.

Nichtrauchen will gelernt sein

Die körperlichen Entzugserscheinungen sind nach einigen Wochen vorbei. Viel hartnäckiger jedoch ist die psychische Abhängigkeit. Sogar nach mehreren Jahren erfolgreicher Abstinenz kann es passieren, dass ein Exraucher durch eine einzige Zigarette wieder zum Raucher wird, weil diese den alten Suchtmechanismus reaktiviert. Deshalb muss alles darangesetzt werden, diesen machtvollen Mechanismus dauerhaft auszuschalten. Wer mit dem Rauchen aufhören will, muss das Nichtrauchen regelrecht trainieren. Er muss lernen, nicht reflexartig zur Zigarette zu greifen, sondern äußeren Reizen und inneren Impulsen zu widerstehen. Und er muss alternative – gesundheitsverträgliche – Strategien im Umgang mit Stress oder schlechter Stimmung entwickeln. Raucherentwöhnungsprogramme unterstützen Raucher dabei, sich selbst auf die Schliche zu kommen und neue Verhaltensmuster zu verfestigen. Welche Angebote es konkret gibt, dazu beraten Sie sich am besten mit Ihrem Arzt.

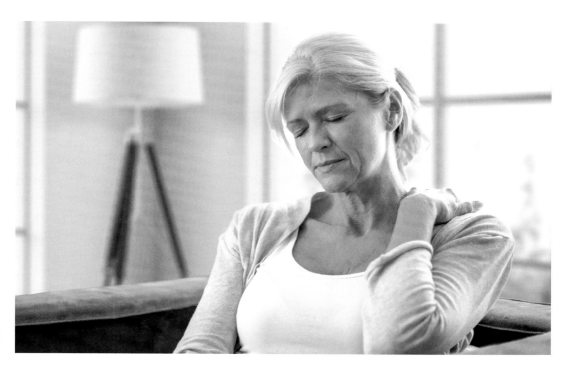

Öfter mal Nein sagen
Viel Stress ist selbst gemacht

Stress belastet unnötig das Herz. Es gibt Wege, ihn zu vermeiden

Auch Stress ist ein Risikofaktor für Herz und Gefäße. Wenn Sie sich dauerhaft gestresst fühlen, sollten Sie deshalb überlegen, wie Sie Druck ablassen können.

Chronischer Stress gilt in der heutigen Zeit fast schon als normal. Viele Menschen hetzen durchs Leben und sind ständig „in action". Nicht nur beruflich, auch privat. Dabei erleben sich viele Gestresste selbst oft als Opfer, die sich äußeren Zwängen nicht erwehren können. Der Chef macht Druck. Die Kinder wollen zum Reiten oder Ballett gebracht werden. Ständig stellt irgendwer irgendwelche Ansprüche. Wie soll man da nicht gestresst sein?

Bei näherem Hingucken allerdings entpuppt sich ein Großteil des Stresses als selbst gemacht. Beruflicher Stress zum Beispiel: In aller Regel ist nicht wirklich der Chef schuld daran. Es mag sein, dass er ein schwieriger Typ ist, der viel verlangt und den Konkurrenzkampf innerhalb der Truppe schürt. Aber Sie selbst haben immer die Freiheit, darauf zu reagieren. Sie können sich Stress machen lassen. Sie können aber auch Grenzen setzen und öfter mal Nein sagen. Wenn Sie einen guten Job machen, werden Ihnen sicher keine beruflichen Nachteile daraus erwachsen.

Diffuse Ängste vor negativen Konsequenzen sind ein wichtiger Grund dafür, warum viele Menschen — beruflichen und auch privaten — Stress aushalten statt etwas dagegen zu tun. Anstatt sich selbst und andere mit dem Problem zu konfrontieren, wird es verdrängt, weil sich doch sowieso nichts ändern lässt. Lieber greift man zu Kaffee, Zigaretten und anderen Aufputschmitteln und riskiert eher die eigene Gesundheit, als die Reißleine zu ziehen.

Superwichtig, supereilig, superstressig

Dabei stimmt es gar nicht, dass sich nichts ändern lässt. Zwei Dinge kann man tun: Man kann erstens versuchen, Stress abzubauen. Also sich nicht so viel aufladen oder aufladen lassen! Und zweitens kann man versuchen, sich von den äußeren Umständen weniger stressen zu lassen. Gelassenheit ist das Stichwort. Die wenigsten Dinge sind so superwichtig und supereilig, wie es vom Chef, von Kunden oder von wem auch immer dargestellt wird. Oft können sie auch „bis morgen" warten, wenn sie heute nicht zu schaffen sind. Überstunden sollten nicht die Regel, sondern die Ausnahme in wirklich dringenden Fällen sein.

Und dann die ständige Verfügbarkeit: Für viele Menschen ist das Handy Stress. Laufend wird man durch das „ewige Klingeln" aus beruflichen und privaten Tätigkeiten herausgerissen — und das nicht selten wegen Nichtigkeiten. Das nervt. Und trotzdem ziehen die wenigsten Konsequenzen. Es gilt heute als erstrebenswert, auf allen Kanälen gefragt zu sein und verschiedene Dinge gleichzeitig zu bewältigen. Viel effektiver und weniger stressig ist es jedoch, sich voll und ganz auf eine einzige Sache zu konzentrieren. Schalten Sie das Handy doch einfach mal aus! Sie werden sehen, wie wohltuend das ist.

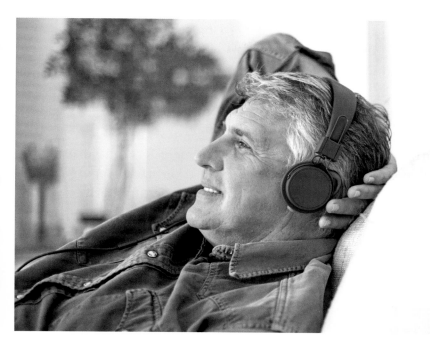

Wer ein aktives
Leben führt,
braucht regel-
mäßige Entspan-
nungspausen

Mach mal Pause

Und Sie sollten öfter mal Pausen einlegen. Bei vielen Menschen kommen Entspannung und Erholung viel zu kurz. Der Beruf lässt wenig Zeit für Pausen und auch das Privatleben ist häufig durchgetaktet. Erholung findet im Urlaub statt – nicht wenige Menschen leben nach diesem Motto. Das jedoch ist keine gute Strategie. Wer aktiv ist und viel schafft, der sollte – regelmäßig – zwischendurch ausruhen und Kraft schöpfen. Eigentlich sollten sich Aktivität und Erholung die Waage halten.

Wie man am besten runterkommt und entspannt, ist unterschiedlich. Manche Menschen machen mittags ein „Nickerchen" und sind hinterher erfrischt. Andere legen zwischendurch mal die Füße hoch und lesen ein Buch. Und wieder andere erholen sich bei einem Spaziergang in der Natur. Auch Entspannungs- und Achtsamkeitsübungen können beim Abschalten helfen. Empfehlenswert sind feste Rituale, mit denen die Geschäftigkeit im Alltag immer mal wieder unterbrochen wird. Und nachts sollten Sie reichlich schlafen, damit sich der Körper regenerieren kann.

Reisen mit KHK
Ein schöner Urlaub will gu

**Das Herz ist wetterfühlig. Das sollten Menschen mit KHK
bei der Auswahl des Urlaubsziels beachten. Und auch
sonst ist eine gute Vorbereitung empfehlenswert, damit
es ein schöner Urlaub ohne böse Überraschungen wird.**

Starke Hitze kann KHK-Patienten zu schaffen machen. Besonders
stressig für das Herz ist ein Temperaturumschwung von jetzt auf
gleich: Zu Hause steigt man bei herbstlicher Kühle in den Flieger
und wenig später ist man im sonnigen Süden mit hochsommerlichen Temperaturen. Nimmt die Außentemperatur von einem auf
den anderen Tag um mehr als fünf Grad zu, steigt das Infarktri-
siko von Menschen mit Herz-Kreislauf-Erkrankungen massiv an.
Laut der Deutschen Hochdruck-Liga ist von einer Verdoppelung
des Risikos auszugehen. KHK-Patienten sollten deshalb Reiszie-
le mit gemäßigtem Klima bevorzugen. Und wenn es sie doch in
tropische Gefilde zieht, ist es unbedingt ratsam, sich vorher noch
einmal gründlich durchchecken zu lassen. Auf jeden Fall sollten
Sie sich am Urlaubsort langsam an die dortigen Klimaverhältnis-
se gewöhnen. Also: Nicht gleich stundenlang in die Sonne und in
den ersten Tagen kein allzu anstrengendes Programm! Und denken Sie daran, bei heißem Wetter ausreichend zu trinken.

Langsam akklimatisieren
Bei klirrender Kälte sollten KHK-Patienten ebenfalls vorsichtig
sein. Kälte verengt die Herzkranzgefäße, was die KHK-bedingte
Minderdurchblutung des Herzens verschärft. Deshalb können
Angina-pectoris-Beschwerden im Winter zunehmen. Und auch
die Widerstandsgefäße, die für die Regulierung des Blutdrucks
mitverantwortlich sind, ziehen sich bei Kälte zusammen. Die
Folge: Das Herz muss gegen einen erhöhten Widerstand anpum-
pen. Um Ihrem Herzen Stress zu ersparen, sollten Sie sich auch im

eplant sein

Winterurlaub langsam akklimatisieren. Vor einem Spaziergang im Schnee oder einer Talfahrt auf Skiern ist es empfehlenswert, sich drinnen schon mal warm zu laufen. Und noch ein Tipp: Ein Schal vor Mund und Nase sorgt dafür, dass keine eiskalte Atemluft in die Lunge dringt. Dass Sie sich bei winterlichen ebenso wie bei hochsommerlichen Temperaturen nicht zu sehr verausgaben sollten, versteht sich von selbst.

Viele KHK-Patienten stellen die Frage, ob Flugreisen für sie gefährlich sind. Das ist nicht grundsätzlich der Fall. Aber es stimmt: Der niedrige Kabinendruck und der geringere Sauerstoffgehalt der Atemluft können bei fortgeschrittener KHK Probleme bereiten. Ob Fliegen zum Beispiel nach einem Herzinfarkt erlaubt ist, lässt sich nicht pauschal beantworten. Das besprechen Sie bitte mit Ihrem Arzt. Ganz wichtig ist, dass er Ihnen Unterlagen mit den Eckdaten Ihrer KHK-Erkrankung und den verordneten Medikamenten mit auf die Reise gibt. Und noch etwas sollten Sie nicht vergessen: Nitrospray oder Nitrokapseln für akute Angina-pectoris-Beschwerden gehören während der gesamten Reise immer ins Handgepäck.

AOK-Curaplan KHK
Mit Rückenwind geschafft

Ein wichtiges Anliegen des Disease Management Programms AOK-Curaplan ist es, die Patienten ins Boot zu holen. Denn ohne ihre Mithilfe geht gar nichts. Zum einen sind die Patienten gefragt, wenn es um die richtige Anwendung der verordneten Medikamente geht. Zum anderen wäre es wünschenswert, dass Sie selbst aktiv etwas für Ihre Gesundheit tun: Sie sollten sich regelmäßig bewegen, sich „halbwegs" gesund ernähren und Sie sollten mit dem Rauchen aufhören. Alte Fahrwasser zu verlassen, ist nicht ganz einfach, das stimmt. Aber es ist zu schaffen – vor allem mit unterstützendem Rückenwind.

Im Rahmen von AOK-Curaplan ist deshalb für die Schulung und motivierende Begleitung der Patienten viel Zeit eingeplant. Es hat sich bewährt, dass Arzt und Patient realistische Ziele vereinbaren, auf die sich der Patient dann in Etappen bewegt. Viele Menschen, die ihren Lebensstil ändern wollen, machen den Fehler, sich zu viel vorzunehmen. Das schafft Frust und die guten Vorsätze sind oft von Anfang an zum Scheitern verurteilt. Viel sinnvoller ist eine Strategie der kleinen Schritte. Mit geringen Änderungen des Lebensstils lässt sich oft schon eine ganze Menge erreichen. Wichtig ist, dass Sie dranbleiben. Als Teilnehmer von AOK-Curaplan erhalten Sie dabei die bestmögliche Unterstützung. Und sollten Sie in ein Motivationstief hineingeraten, ist immer für Rückenwind gesorgt.

Die AOK lässt Sie nicht allein
Ob Ernährung, Bewegung, Nichtrauchen oder Stressabbau – die AOK unterstützt Sie beim Selbstmanagement der Koronaren Herzkrankheit. Schauen Sie doch mal unter
→ www.aok.de/kurse

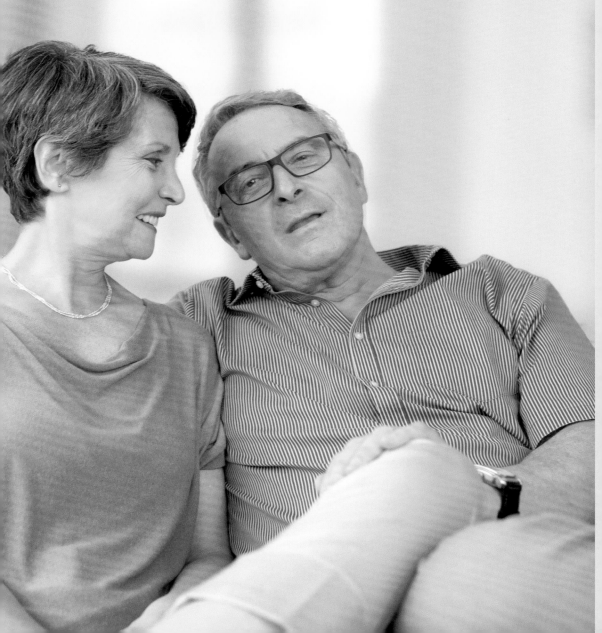

7 | Krankheits-bewältigung

Krankheitsbewältigung

Die Chance, neue Erfahrungen zu machen

Eine chronische körperliche Erkrankung wie die KHK hat immer auch eine psychische Dimension. Nicht nur der Körper, auch die Seele muss sich erst einmal auf die neue Situation einstellen. Stimmungstiefs ab und zu sind dabei ganz normal, aber bei Anzeichen einer dauerhaft schlechten Stimmungslage sollten Sie mit Ihrem Arzt reden.

Eine Krankheit, die das Herz als zentrales Lebensorgan gefährdet, hat etwas Bedrohliches. Das erzeugt Ängste und drückt auf die Stimmung, das ist verständlich und da müssen Sie erst einmal durch. Mit der Zeit jedoch werden Sie lernen, mit dem Risiko zu leben und zuversichtlich nach vorne zu schauen. Eine gute Behandlung der KHK wird Ihnen dabei helfen. Aber allein damit ist es nicht getan. Sie sollten sich aktiv mit Ihrer Herzerkrankung auseinandersetzen, sich sozusagen mit ihr bekannt und vertraut machen, denn sie wird in Zukunft Ihr ständiger Begleiter sein.

Mit der Krankheit leben lernen

Sorgen und Ängste sind angesichts der Diagnose KHK – wie gesagt – ganz normal. Und auch Stimmungstiefs werden sicher immer mal wieder auftreten. Solche psychischen Reaktionen sollten aber nicht Überhand nehmen oder sogar zum Dauerzustand werden. Darauf sollten Sie achten. Wie Menschen mit der seelischen Belastung einer chronischen Herzerkrankung umgehen, ist unterschiedlich: Es gibt Patienten, denen macht ihre KHK schwer zu schaffen, obwohl Beschwerden und Risiken vergleichsweise gering

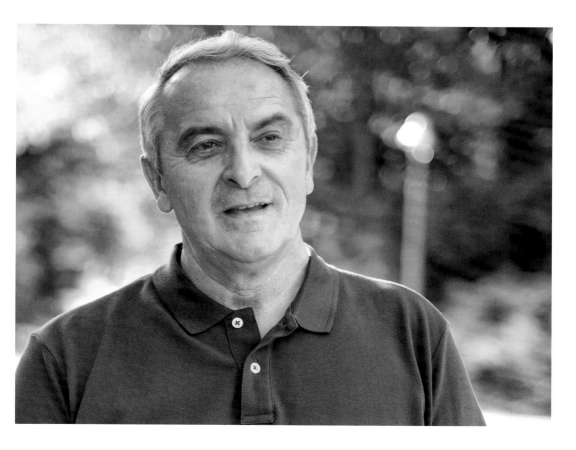

ausgeprägt sind. Andere Menschen dagegen scheinen auch eine schwere Erkrankung relativ locker „wegzustecken" und machen sich wenig Sorgen. Was nicht unbedingt besser ist.

Entscheidend ist also nicht das Ausmaß der Erkrankung, sondern wie Sie sich mit der Erkrankung fühlen. Wenn Sie oft gereizt oder missmutig sind oder wenn Sie nachts vor Sorgen um Ihre Gesundheit nicht schlafen können – dann ist es höchste Zeit, sich Ihrem Arzt anvertrauen. Wichtig ist, dass Ängste und Depressionen nicht chronisch werden. Denn das würde Ihnen das Leben unnötig schwermachen. Außerdem können sich anhaltende depressive Verstimmungen und Ängste negativ auf den Verlauf einer Koronaren Herzkrankheit auswirken. Ein Grund dafür kann sein, dass die zur Behandlung der KHK verordneten Medikamente weniger gewissenhaft eingenommen werden.

Wer sich mit seiner Herzerkrankung auseinandersetzt, kann mit ihr in der Regel gut und positiv umgehen

Hilfe annehmen

Sprechen Sie also mit Ihrem Arzt darüber, wenn Sie bei sich Anzeichen einer psychischen Überlastung bemerken. Allein sich jemandem anzuvertrauen, bringt oft schon Erleichterung. Gemeinsam mit Ihrem Hausarzt können Sie dann entscheiden, ob das Hinzuziehen eines Psychologen sinnvoll wäre, der sich mit Belastungsreaktionen im Rahmen körperlicher Erkrankungen auskennt.

Wenn von psychologischer Unterstützung die Rede ist, schrecken viele Menschen zurück. Aber dafür gibt es gar keinen Grund. Wer die Hilfe eines Psychologen in Anspruch nimmt, ist deshalb nicht psychisch krank. Und er wird auch nicht mit Psychopharmaka behandelt. Wer sich psychologisch unterstützen lässt, befindet sich in einer psychisch stark belastenden Situation – nicht mehr und nicht weniger. Und da ist ein „emotional nicht verbandelter" Profi als Gesprächspartner in der Regel besser geeignet als Angehörige und Freunde.

Stichwort Depression

Die Depression hat viele Gesichter, heißt es. Wenn Sie also – über längere Zeit hinweg oder immer wiederkehrend – psychische Veränderungen bemerken, sollten Sie mit Ihrem Arzt darüber sprechen. Folgende Beschwerden könnten Anzeichen einer beginnenden Depression sein:

- Niedergeschlagenheit, Verzweiflung
- Interessenverlust
- Freudlosigkeit
- Antriebsmangel
- Rasche Ermüdbarkeit
- Gereiztheit, Aggressivität
- Grübeln
- Schuldgefühle
- Konzentrationsschwäche
- Schlafstörungen
- Rückzugsverhalten
- Ängste und Sorgen

Gespräche mit einem Psychologen können Ihnen helfen, die chronische Herzerkrankung besser zu bewältigen und neue Perspektiven für Ihr Leben zu entwickeln. „Krankheit kann eine Chance sein." Vielleicht haben Sie diesen Satz ja schon einmal gehört. Das klingt nach Schönfärberei, meinen Sie? Ja, im ersten Moment vielleicht. Aber wenn Sie darüber nachdenken – es ist tatsächlich etwas dran.

Die Diagnose einer chronischen Krankheit stellt einen Einschnitt dar, der zum Entschleunigen und Innehalten zwingt. Und darin liegt die Chance. Das Alltagsleben entwickelt eine Eigendynamik, nicht von ungefähr spricht man in diesem Zusammenhang von „Alltagstrott". Freiwillig wird das eingespielte Alltagsleben in der Regel nicht unterbrochen, die Diagnose einer chronischen Erkrankung jedoch zwingt erst einmal dazu. Sie bietet die Chance, das Leben neu zu sortieren und in Zukunft vielleicht stärker darauf zu achten, was einem wirklich wichtig ist. Ganz unterschiedliche Dinge haben Menschen auf ihrem persönlichen Wunschzettel stehen. Das Gute daran ist: Viele dieser Wünsche kann man sich selbst erfüllen. Man muss es nur tun.

Neue Perspektiven schaffen

Vielleicht gibt es auch in Ihrem Leben Vorhaben, die Sie aus den Augen verloren oder immer wieder aufgeschoben haben? Oder Sie haben einfach Lust, noch einmal etwas Neues auszuprobieren? Jetzt wäre ein guter Zeitpunkt dafür. Womöglich schlummern in Ihnen Talente, die Sie nie richtig ausgelebt haben. Eine musikalische Ader vielleicht. Erkundigen Sie sich doch mal: Sicher gibt es einen Chor in Ihrer Nähe, bei dem neue Mitglieder willkommen sind. Oder Sie fangen auf Ihre älteren Tage mit dem Klavierspielen an. Warum eigentlich nicht?

Künstlerische Tätigkeiten wie Musizieren und Malen tun der Seele gut. Der Kopf wird frei und man agiert aus dem Bauch heraus. So gelingt es, Gefühlen Ausdruck zu verleihen, für die Worte nicht selten fehlen. Viele Menschen neigen dazu, immer alles zu kontrollieren. Beim Musizieren oder beim Malen können Sie die Erfahrung machen, wie befreiend es ist, die Kopfkontrolle einfach mal aufzugeben und den Dingen freien Lauf zu lassen. Bitte setzen Sie sich nicht unter Druck: Es geht nicht darum, künstlerische Hochleistungen zu vollbringen. Einfach drauf los malen wie die Kinder, das ist am besten. Dann kommen die erstaunlichsten Dinge heraus.

Für viele Menschen stellt auch die Natur eine Kraftquelle dar. Vielleicht spielen Sie schon lange mit dem Gedanken, sich im Tierheim nach einem Hund umzuschauen. Lange Spaziergänge durch Wald und Feld, viel frische Luft und dabei ein treuer vierbeiniger Begleiter – das wäre auch aus gesundheitlichen Gründen geradezu perfekt.

Und wenn Sie ein Kinderfreund sind, dann wäre vielleicht ein Ehrenamt als Pate etwas für Sie. Zunehmend entdecken auch ältere Menschen für sich die Bereicherung ehrenamtlichen Engagements. Es gibt viele Kinder, die sich riesig freuen, wenn ein „Leihopa" oder eine „Leihoma" ab und zu etwas mit ihnen unternimmt. Auch Schulen und Organisationen suchen Unterstützung bei der Betreuung

moodgym – Fitness für die Stimmung

Moodgym ist ein interaktives Online-Programm, das darauf abzielt, Depressionen zu verhindern und zu bekämpfen. Es ist auch für Menschen mit chronischen Erkrankungen geeignet, die – verständlicherweise – öfter eine Depression entwickeln als gesunde Menschen.

Moodgym hilft Ihnen, negative Gefühle und Gedanken aufzuspüren und eine andere Sichtweise zu entwickeln. Durch eine Veränderung des Blickwinkels kann es gelingen, dass die Welt auf einmal nicht mehr so düster scheint.

Das Programm ist wissenschaftlich geprüft und kann anonym sowie kostenfrei genutzt werden. Moodgym kann sowohl vorbeugend als auch begleitend zu einer Behandlung eingesetzt werden, ist aber kein Ersatz für eine ärztliche oder psychotherapeutische Beratung oder Behandlung. Nähere Informationen finden Sie unter → www.moodgym.de

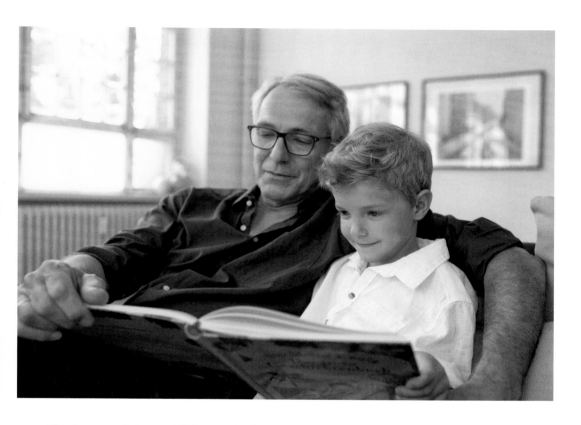

von Kindern und Jugendlichen. Kindern und Jugendlichen etwas vermitteln, eigene Fähigkeiten weitergeben oder einfach nur Spaß haben mit ihnen – vielleicht wäre das genau das Richtige für Sie?

Denken Sie einfach mal in Ruhe darüber nach. Es gibt so viele Möglichkeiten, das Leben aktiv und erlebnisreich zu gestalten. Frischer Wind ist dabei immer gut. Und jetzt wäre ein guter Zeitpunkt, die Fenster weit aufzumachen. Vielleicht werden auch Sie dann später einmal im Rückblick sagen: Die Koronare Herzkrankheit – so verrückt das klingen mag – war eine echte Chance für mich.

Sich ehrenamtlich etwa für Kinder und Jugendliche zu engagieren, macht Spaß und das Leben erlebnisreich

Pläne verwirklichen, Neues entdecken

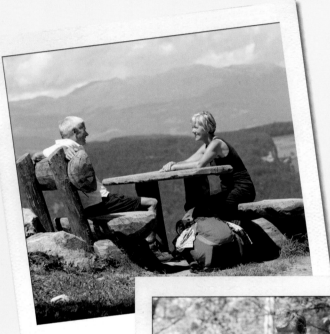

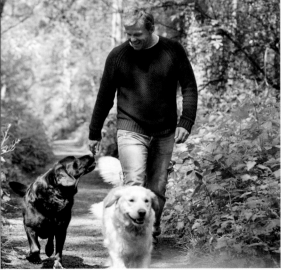

Um etwas von der Welt zu sehen, muss man gar nicht in die Ferne schweifen. Auch in Deutschland gibt es viel zu entdecken. Und von jedem Trip bringt man Erinnerungen nach Hause mit.

Ein Hund ist nich nur ein treuer Begleiter. Er hält sein Herrchen au auf Trab. Bei Win und Wetter geht es über Stock un Stein – für Herz und Kreislauf genau das Richtige!

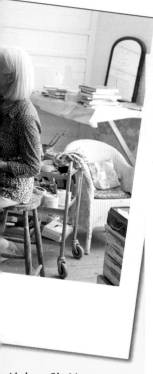

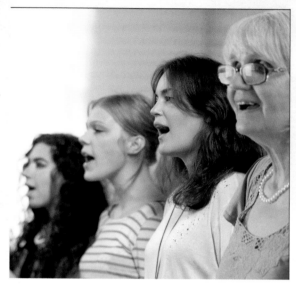

Gemeinsames Singen ist ein großartiges Erlebnis. Der Gesang bringt ganz unterschiedliche Gefühle zum Klingen und er verbindet junge und ältere Menschen.

Lieben Sie Van Gogh? Dann probieren Sie doch selbst einmal aus, sich mit Pinsel und Farben auszudrücken. Malen macht den Kopf frei und bringt ungeahnte Potenziale ans Licht.

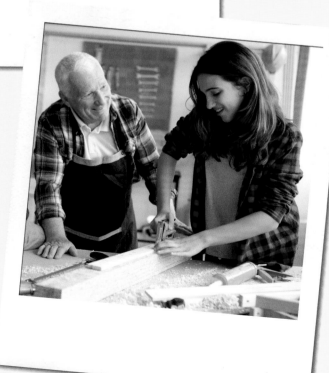

Viele ältere Menschen erleben es als beglückend, Kindern und Jugendlichen etwas von ihren Erfahrungen und Fähigkeiten weiterzugeben. Ehrenamtliche Tätigkeiten bieten viele Möglichkeiten.

Persönliche Checkliste:

Was habe ich noch alles vor?

Schreiben Sie doch einmal Ihre ganz persönliche Wunschliste auf:

a) Was habe ich noch alles vor in meinem Leben?

b) Und dann fragen Sie sich, was Sie bereit sind, dafür zu tun?

Wenn man die Dinge schwarz auf weiß hat, sieht man oft klarer. Also: Wäre nicht der eine oder andere Punkt auf Ihrer Wunschliste ein guter Grund, etwas mehr aktiv für die eigene Gesundheit zu tun?

a) Ich würde gern fitter und beweglicher werden.

b) Ich melde mich bei einem Aquasport-Kurs an.

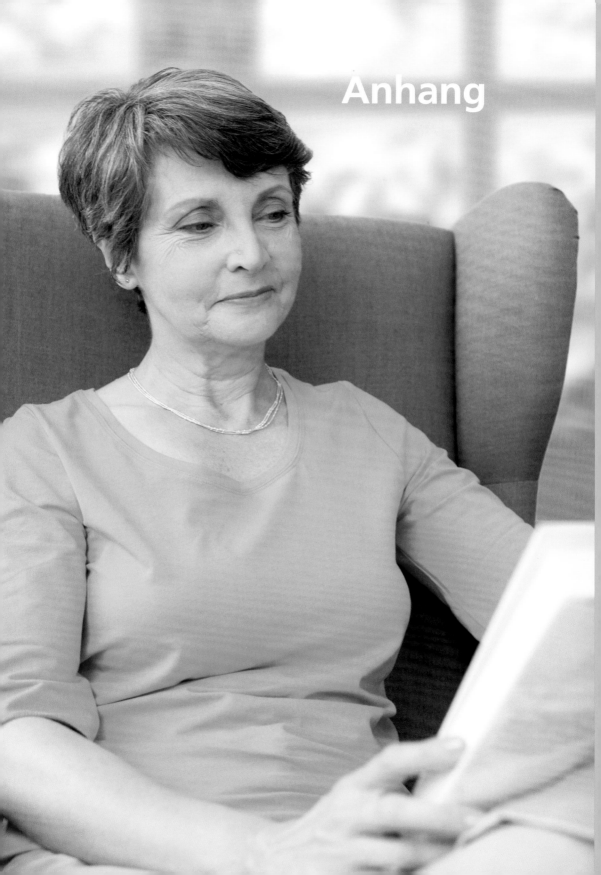

Anhang

Wichtige Fachausdrücke

ACE-Hemmer: Medikamente zur Behandlung von Bluthochdruck und Herzinsuffizienz

Acetylsalicylsäure (ASS): Klassisches Medikament zur Verhinderung von Blutgerinnseln. ASS wirkt in niedriger Dosis als Thrombozytenaggregations-Hemmer.

Adhärenz: Therapietreue. Ausmaß, mit dem ein Patient die mit dem Arzt vereinbarten Maßnahmen umsetzt. Adhärenz hinsichtlich Arzneimittelanwendung und Lebensstiländerung ist entscheidend für den Therapieerfolg.

Adipositas: starkes bzw. krankhaftes Übergewicht

Akut: plötzlich auftretend bzw. im Moment bestehend. In der Medizin werden akute (z. B. akuter Herzinfarkt) und chronische (etwa KHK) Krankheiten unterschieden.

Angina pectoris: anfallsartige Beschwerden bei KHK, vor allem Schmerzen und Engegefühl im Bereich der Brust sowie Atemnot

Antihypertensivum: Medikament zur Behandlung von Bluthochdruck

Arrhythmie: Herzrhythmusstörung

Arterie: Blutgefäß, das sauerstoffreiches Blut vom Herzen in die Gewebe des Körpers transportiert.

Arteriosklerose: fortschreitende Veränderungen an den Innenwänden der Arterien, die zu einer Verengung der Blutgefäße führen. KHK beruht auf Arteriosklerose der Herzkranzgefäße.

Arzneimittelinteraktionen: Unerwünschte Wechselwirkungen zwischen verschiedenen Arzneimitteln

Ballondilatation: Aufweitung eines verengten oder verschlossenen Blutgefäßes mittels eines aufblasbaren Ballons, der innerhalb des Gefäßsystems mittels eines Katheters zur Engstelle geschoben wird

Belastungs-EKG: Ableitung der Herzströme unter körperlicher Belastung z. B. auf einem Fahrradergometer. Wichtiges Verfahren zum Nachweis einer Sauerstoffunterversorgung des Herzens bei KHK

Beta-Blocker: Medikamente, die den Blutdruck und die Herzfrequenz reduzieren

Bluthochdruck: dauerhaft gesteigerter Druck innerhalb des Blutgefäßsystems. Bluthochdruck erhöht das KHK- und Herzinfarktrisiko.

Body-Mass-Index: Maß für das Körpergewicht, das die Körpermasse zur Körpergröße ins Verhältnis setzt. Übergewicht beginnt bei einem BMI von 25 kg/m² und Adipositas bei einem BMI von 30 kg/m².

Bypass-Operation: chirurgische Herstellung einer Umgehungsbahn aus körpereigenen Blutgefäßen, wodurch bei kritischen Koronargefäßverengungen eine ausreichende Blutversorgung

des Herzens wiederhergestellt werden kann

Cholesterin: fettartige Substanz (Lipid), die im Körper zahlreiche Aufgaben erfüllt

Chronisch: dauerhaft

Computertomografie: Röntgenverfahren, das sehr genaue Bilder vom Körperinneren liefert

Diabetes mellitus: Stoffwechselkrankheit mit zu hohen Blutzuckerwerten. Zu unterscheiden sind der Typ-1- und der weitaus häufigere Typ-2-Diabetes. Beide sind mit einem stark erhöhten KHK- und Herzinfarktrisiko verbunden.

Diagnose: Feststellung einer Krankheit

Diastolischer Blutdruck: Der diastolische Blutdruck bildet den Moment ab, wenn der Herzmuskel erschlafft. Es handelt sich um den zweiten der beiden Werte, die beim Blutdruckmessen ermittelt werden.

Disease Management Programm: strukturiertes Programm zur Behandlung einer chronischen Krankheit. Die angewendeten Behandlungsstrategien sind nach aktuellem Kenntnisstand am besten geeignet, die jeweilige Krankheit erfolgreich zu managen.

Echokardiografie: Herzuntersuchung mittels Ultraschall

EKG: Abkürzung für Elektrokardiogramm. Herzuntersuchung, bei der die elektrischen Herzströme aufgezeichnet werden. Das EKG ist ein wichtiges Diagnoseverfahren bei Verdacht auf KHK.

Eva-Infarkt: weiblicher Herzinfarkt, der sich mit untypischen Beschwerden wie Übelkeit, Bauchschmerzen und Müdigkeit bemerkbar macht. Die klassischen Herzinfarktzeichen Vernichtungsschmerz, Brustenge und Angstschweiß sind nicht vorhanden.

Evidenzbasierte Medizin: beweisgestützte Medizin, die sich diagnostischer und therapeutischer Maßnahmen bedient, die einer umfangreichen Prüfung unterzogen wurden. So wird eine laut aktuellem Wissensstand optimale medizinische Versorgung sichergestellt.

HDL-Cholesterin: (High-Density-Lipoprotein): Cholesterin-Transportform im Blut. HDL kann eingelagertes Cholesterin wieder aus den Gefäßwänden entfernen. Ein hoher HDL-Wert ist deshalb mit Blick auf das Herz-/Gefäßrisiko günstig.

Herzinfarkt: Verschluss eines Versorgungsgefäßes des Herzens, der – abhängig von Ausmaß und Dauer der Mangeldurchblutung – zu Schäden am Herzmuskel führt. Bei schweren Infarkten sterben Herzmuskelzellen ab.

Herzinsuffizienz: (chronische) Herzschwäche, die sich u. a. durch Abnahme der Leistungsfähigkeit, Luftnot und Wassereinlagerungen in den Beinen bemerkbar macht

Herzkatheter: dünner, biegsamer Schlauch, mit dem man Mini-Instrumente innerhalb des Blutgefäßsystems zum Herzen bringen kann. Als Eintrittspforte wird meist ein Blutgefäß in der Leistenbeuge benutzt.

Herzkatheteruntersuchung: Untersuchung des Herzens beziehungsweise der Herzkranzgefäße mittels eines Herzkatheters, der innerhalb des Blutgefäßsystems zum Herzen geschoben wird

Herzkranzgefäß: Blutgefäß, das den Herzmuskel mit Sauerstoff versorgt

Hypertonie: Bluthochdruck

Instabile Angina pectoris: Form der KHK, bei der die Angina-pectoris-Beschwerden im Vergleich zu früheren Anfällen an Schwere zunehmen und/oder bereits in Ruhe auftreten

Ischämie: Unterversorgung eines Organs oder Gewebes mit Sauerstoff

Ischämische Herzkrankheit: anderer Begriff für Koronare Herzkrankheit

Kalziumantagonisten: Medikamente, die den Blutdruck senken

Kardiologe: Arzt, der auf Herzerkrankungen spezialisiert ist

Kardiomyopathie: Erkrankung des Herzmuskels

Kardiovaskulär: Herz und Gefäße betreffend

Kardiovaskuläres Risiko: Wahrscheinlichkeit, Gefäßkomplikationen wie Herzinfarkt oder Schlaganfall zu erleiden

KHK: Abkürzung für Koronare Herzkrankheit

Kohlenhydrate: Nahrungsbestandteile, die aus kurzen oder längeren Zuckerketten bestehen. Kohlenhydrate werden im Darm zu Traubenzucker gespalten und sind wichtige Energiequellen.

Koronarangiografie: Röntgenuntersuchung der Herzkranzgefäße. Dazu wird – meist von der Leiste oder Ellenbeuge aus – ein Katheter innerhalb des Blutgefäßsystems bis zu den Herzkranzgefäßen vorgeschoben. Dann wird über den Katheter ein Röntgenkontrastmittel in die Herzkranzgefäße gespritzt, anschließend wird eine Röntgenaufnahme angefertigt.

Koronararterie: Herzkranzgefäß

Koronare Herzkrankheit: chronische, unbehandelt fortschreitende Verengung(en) im Bereich der Herzkranzgefäße, die zu einer Unterversorgung des Herzens mit Sauerstoff führen. Das Herz schlägt mit Angina-pectoris-Beschwerden Alarm.

LDL-Cholesterin (Low-Density-Lipoprotein): Cholesterin-Transportform im Blut, aus der Cholesterin in geschädigte Blutgefäßwände eingelagert werden kann. Ein hohes LDL-Cholesterin ist deshalb mit einem erhöhten Risiko für Herz und Gefäße verbunden.

Lipid: Fett bzw. fettartige Substanz

Metabolisches Syndrom: Quartett aus Insulinresistenz, Bluthochdruck, Fettstoffwechselstörungen und bauchbetonter Adipositas. Diese vier Störungen treten oft zusammen auf und treiben gemeinsam das Herz- und Gefäßrisiko in die Höhe. Im weiteren Verlauf entwickelt sich oft ein Typ-2-Diabetes.

Myokard: Herzmuskel

Myokardinfarkt: Herzinfarkt

Nitrate: Medikamente, mit denen die Herzkranzgefäße erweitert werden. Lang wirksame Nitrate werden eingesetzt, um Angina-pectoris-Beschwerden vorzubeugen. Mit schnell wirksamen Nitraten zum Beispiel als Spray oder Zerbeißkapsel wird der akute Angina-pectoris-Anfall behandelt.

Plättchenhemmer: siehe Thrombozytenaggregations-Hemmer

Polymedikation: Verordnung von mehreren Medikamenten gleichzeitig (mehr als fünf laut WHO-Definition)

Prinzmetal-Angina: Sonderform der Angina pectoris, die auf Krämpfe der Herzkranzgefäß-Muskulatur zurückzuführen ist

Rehabilitation: Maßnahmenprogramm mit dem Ziel, die Lebensqualität chronisch kranker Menschen im Alltag zu optimieren. Dabei werden körperliche, psychische und soziale Aspekte berücksichtigt.

Revaskularisierung: Wiedereröffnung eines verschlossenen Blutgefäßes z. B. bei akutem Herzinfarkt

Stabile Angina pectoris: KHK mit Angina-pectoris-Beschwerden, die u. a. durch körperliche Anstrengung oder Stress ausgelöst werden. Durch Anwendung von Medikamenten oder Ausruhen verschwinden die Beschwerden nach wenigen Minuten.

Statin: Medikament, das erhöhte Cholesterin-Werte im Blut senkt

Stent: Gefäßstütze, die in ein verengtes Blutgefäß eingesetzt wird, um es offen zu halten

Stentimplantation: Über einen Herzkatheter werden verengte Herzkranzgefäße mit einem Stent versorgt. Zunächst wird die Engstelle mit einem aufblasbaren Ballon geweitet, dann wird die Gefäßstütze eingesetzt, die das Gefäß offen halten soll.

Systolischer Blutdruck: Der systolische Blutdruck bildet den Moment ab, wenn sich der Herzmuskel zusammenzieht. Es handelt sich um den ersten der beiden Werte, die beim Blutdruckmessen ermittelt werden.

Thrombozyten: Blutplättchen. Blutzellen, die bei Blutgerinnung und Wundverschluss eine wichtige Rolle spielen

Thrombozytenaggregation: Zusammenlagerung aktivierter Blutplättchen zu einem Pfropf. Zentraler Mechanismus von Blutgerinnung und Wundverschluss. Im Rahmen von Gefäßerkrankungen besteht eine Tendenz zur Thrombozytenaggregation, die in diesem Fall unerwünscht ist. Die entstehenden Blutgerinnsel können nämlich leicht in engen Gefäßen hängenbleiben und zum Gefäßverschluss führen.

Thrombozytenaggregations-Hemmer: Medikamente, die ein Verkleben von Blutplättchen und damit die Bildung von Blutgerinnseln verhindern.

Links, Adressen, Lesetipps

Unternehmen und Organisationen

AOK – Die Gesundheitskasse
Ihre AOK vor Ort informiert Sie jederzeit gern über alle Fragen in Zusammenhang mit dem Behandlungsprogramm Koronare Herzkrankheit. Informationen finden Sie auch im Internet unter:
→ **www.aok.de**
→ **www.aok-curaplan.de**

Deutsche Herzstiftung e. V.
Bockenheimer Landstraße 94-96
60323 Frankfurt a. M.
Tel.: 069 955128-0, Fax: 069 955128-313
E-Mail: info@herzstiftung.de
→ **www.herzstiftung.de**
Das Internet-Angebot der Herzstiftung bietet umfassende Informationen zu Herzerkrankungen sowie Empfehlungen und Ratschläge von Experten. Wesentlicher Teil des Angebotes ist ein kostenfreier Newsletter für Menschen mit einer Herzerkrankung.

Deutsche Hochdruckliga e. V. DHL – Deutsche Gesellschaft für Hypertonie und Prävention
Berliner Straße 46
69120 Heidelberg
Tel.: 06221 58855-0, Fax: 06221 58855-25
E-Mail: info@hochdruckliga.de
→ **www.hochdruckliga.de**
Diese Website bietet Infos rund um das Thema Bluthochdruck. Auch Adressen von Selbsthilfegruppen, eine Expertensprechstunde und ein kostenfreier Newsletter gehören zum Angebot.
Expertensprechstunde unter 06221 5885555
Die genauen Termine finden Sie unter:
→ **www.hochdruckliga.de** → Patienten → Experten geben Antwort

Weitere Internetadressen

→ **www.dge.de**
Auf der Seite der Deutschen Gesellschaft für Ernährung (DGE) können Sie sich über aktuelle Empfehlungen zur Ernährung informieren.

→ **www.gesundheitsinformation.de**
Gesundheitsinformation.de soll helfen, Vor- und Nachteile von Behandlungsmöglichkeiten und Angeboten der Gesundheitsversorgung zu verstehen. Hier finden sich auch umfassende Informationen zum Thema Koronare Herzkrankheit. Die Seite ist ein Angebot des Instituts für Qualität und Wirtschaftlichkeit im Gesundheitswesen (IQWiG).
→ Herz und Kreislauf → Koronare Herzkrankheit

→ **www.patientenberatung.de**
Die Seite der Unabhängigen Patientenberatung Deutschland gGmbH (UPD) informiert und berät Interessierte und Patienten zu unterschiedlichen Themen aus den Bereichen Gesundheit sowie Gesundheits- und Sozialrecht. Die Beratung durch die geschulten Berater der UPD und die vermittelten Informationen sollen Patienten in die Lage versetzen, ihre eigenen Überlegungen anzustellen und selbstständige persönliche Entscheidungen zu treffen.
→ Gesundheit
→ Themen von A bis Z
→ Koronare Herzkrankheit

→ **www.patienten-information.de**
Patientenleitlinie zur Nationalen VersorgungsLeitlinie Chronische Koronare Herzkrankheit: KHK, 2. Auflage, 2017
→ Patientenleitlinien
→ Patientenleitlinien zu Nationalen VersorgungsLeitlinien
→ Koronare Herzkrankheit

Lesetipps

Körperliche Bewegung – dem Herzen zuliebe: Ein Ratgeber für Herzpatienten
Katharina Meyer, Steinkopff Verlag, Neu-Isenburg, 5. Auflage 2010, 108 Seiten, 27,99 Euro, ISBN 978-3-79851-895-7

Die Deutsche Herzstiftung e. V. bietet unter www.herzstiftung.de zahlreiche Broschüren und Bücher zum Download oder als Druck-Version zum Kauf an. Zum Beispiel:

Mediterrane Küche – Genuss & Chance für Ihr Herz
Dass ein gesunder Ernährungsstil zudem mit viel Lebensfreude verbunden sein kann, beweist allen voran die mediterrane Küche, die unter Feinschmeckern sehr beliebt ist. 190 Rezepte aus der traditionellen Mittelmeerküche.
Gerald Wüchner, 2. Auflage 2019, 280 Seiten, 23 Euro (zzgl. 3,80 Euro Versand), ISBN 978-3-98170-320-7. Erhältlich über die Deutsche Herzstiftung, Tel.: 069 955128-600,
E-Mail: verkauf@herzstiftung.de

Herzinfarkt und KHK: Das sollten Betroffene wissen
Herzspezialisten erläutern ausführlich die wichtigsten Therapien bei einer Koronaren Herzkrankheit und nach einem Herzinfarkt. Sonderband der Deutschen Herzstiftung e. V., 160 Seiten, kostenlos für Mitglieder, Download oder gedruckt; 3 Euro für Nicht-Mitglieder, Bestell-Adresse: Deutsche Herzstiftung e. V., Stichwort „Sonderband KHK", Bockenheimer Landstraße 94-96, 60323 Frankfurt am Main (bitte 3 Euro in Briefmarken beilegen).

Stichwortverzeichnis

Abnehmen ....82 ff.
ACE-Hemmer 59, 61, 67, 110
Alkohol 79
Angehörige 19, 102
Angina pectoris .... 44 ff., 54, 56 ff., 72, 75, 85, 96, 110
- stabil...12 ff.
- instabil..14 ff.
AOK-Curaplan .... 26, 52 f., 72, 98
Arteriosklerose ...... 10, 12, 17, **20 f.**, 110
Ausdauertraining 29, 90
Atemnot 22, 25

Bauchfett 32
Behandlung .... 11, 22, 38, 52, **55 ff.**, 72, 104
Behandlungsstrategie 26, 66
Beklemmungsgefühl............................ 25
Belastungs-EKG .... 45 f., **47 ff.**, 88, 111
Beta-Blocker .... **56 ff.**, 111
Bewegung .... 75 ff., 85 ff.
Blutdruck................. 20, **34 f.**, 37, 96, 111
- systolisch 34, 115
- diastolisch 35, 111
Bluthochdruck 28, 30, **34**, 44, 54, 61, 69, 111
Blutgerinnsel............16 f., 21, 59, 63, 67, 110, 115
Blutplättchen ..... 16 f., 21, 59, 63, 66, 70
Blutzucker ....36 ff., 44
Brustschmerzen 44
Bypass .... **70 f.**

Cholesterin (HDL- und LDL-Cholesterin) 20 ff., 36, **40 f.**, 59, 62, 67, 111, 112, 114

Defibrillator 23
Depressionen 101, 104
Diabetes................................ 10, 28, 111
Disease Management Programm 4, 26, 52, 65, 72, 98, 111

Echokardiografie............................ 45, 112
Engegefühl................................... 11, 24 f.
EKG 10, 88, 112,
- Ruhe- 48
- Belastungs- ....45, 46, **47 ff.**
- Langzeit- 48
Erektionsstörungen **38**
Ernährung ....75, **77 ff.**, 98
Eva-Infarkt .... 18, **24 f.**, 112
Evidenzbasierte Medizin........ 4, **72**, 112

Familie 42
Fette ....79 ff.
Fettstoffwechselstörung 28, 30, **40**, 44
Folgeerkrankungen................................ 53
Fresszellen.. 20

Gemüse ....77 ff.
Getränke 80

Hausarzt .... 44, 51 ff., 71, 102
Herzinfarkt ....17 ff., 24, 34, **56 ff.**, 64 ff., 72, 89, 97, 112

Herzinsuffizienz .... 17, **22 f.**, 54, 112
Herzkatheteruntersuchung ..... 46, **50 f.**, 112
Herzkranzgefäß .... 10 ff., 28, 31, 38, 44, 46, 50 f., 61, 63, 66, 70 f., 90, 96, 113
Herzrhythmusstörungen .... 17, **22 f.**, 54, 57, 59
Herztod 17
Herzultraschall .... 45 f.
Hypertonie → Bluthochdruck

Infarkt ... 56 f., 64 ff., 72, 74, 86, 89, 97 f.
Insulin 31
Ischämie 10, 48, 113

Kalorien .... 28, 82 f.
Kalziumantagonisten 56, 58, 60 f., 113
Kardiovaskuläres Risiko 30, 36, 42, 113
Körpergewicht 111
Koronarangiografie 46, 51, 113
Koronargefäß 8, **17**, 51, 66
Krankenhaus 52, 54

Lebensstil ...... 4, 26, 28, 71, 74 ff., 90, 98
Luftnot 11, 112

Medikamente .... 13, 22 f., 26, 34, 51, 56 f., **58 f.**, 61 ff., **64 ff.**, 71, 75, 97, 98, 101
Metabolisches Syndrom 31, 114
Motivation 26, 52, 74
Myokardinfarkt → Herzinfarkt

Nitrate .... 56, 58, 60 f., 114
Nitrospray .... 13 f., 86, 88, 97
Notfall 16, 19

Plättchenhemmer 59, **63**, 70, 114
Prinzmetal-Angina 16, 114
Psychologe .... 52, 102 f.
Rauchen .... 20, 28, 31, **41 f.**, 52, 76, **90 ff.**, 98
Rauchstopp 42, 91
Rehabilitation 52, 54, 114
Risikofaktor .... 27 ff.

Sauerstoffmangel 10, 22, 45, 48, 88
Sauerstoffzufuhr 17
Schrittmacher 23, 47
Selbstmanagement .... 74 ff.
Sex 86
Sport → Bewegung
Statine .... 59, **62 ff.**, 115
Stent .... 70 f., 89, 115
Stress .... 12, 76, 91 f., **93 ff.**, 96 f., 98
Symptome .... 13, 18 f., 24, 44, 48

Tabletten .... 62, 64 f., 68
Therapie .... 4, 46, 54, **56 ff.**, 72
Therapietreue 56, 69

Übelkeit .... 24 f.
Übergewicht . 28, 30 f., **32 ff.**, 37 f., **82 ff.**
Untersuchungen .... **44 ff.**, 50, 53 f.
Urlaub .... 95, **96 f.**

Vernichtungsangst 18

Warnzeichen .... 10 f.
Wassereinlagerung 22, 112

Zucker .... 28, 36 f., 38, 44, 49, 80, 113